机器学习及深度学习算法在医学图像中的应用

朱付保　著

北京航空航天大学出版社

内 容 简 介

近年来,机器学习技术不断更新,其在各类疾病中的应用也越来越广泛。本书不仅提出多种机器学习和深度学习的模型及框架,还将所提技术用于临床上阿尔茨海默症、心血管疾病、甲状腺眼病、新冠肺炎等疾病中的辅助诊断、预测、评估和治疗。

本书适合计算机科学与技术、大数据、人工智能、电子信息、医学等相关专业的学生参考,也可以作为通过影像学进行疾病诊断和预测方面的科技人员的参考书。

图书在版编目(CIP)数据

机器学习及深度学习算法在医学图像中的应用 / 朱付保著. -- 北京 : 北京航空航天大学出版社,2024.1

ISBN 978-7-5124-4220-7

Ⅰ.①机… Ⅱ.①朱… Ⅲ.①机器学习－应用－医学图像－图像处理－研究 Ⅳ.①R445-39

中国国家版本馆 CIP 数据核字(2023)第 219930 号

机器学习及深度学习算法在医学图像中的应用

朱付保 著

策划编辑 董 瑞 责任编辑 董 瑞

*

北京航空航天大学出版社出版发行

北京市海淀区学院路 37 号(邮编 100191) http://www.buaapress.com.cn
发行部电话:(010)82317024 传真:(010)82328026
读者信箱:goodtextbook@126.com 邮购电话:(010)82316936
北京富资园科技发展有限公司印装 各地书店经销

*

开本:787×1 092 1/16 印张:8.5 字数:218 千字
2024 年 1 月第 1 版 2024 年 1 月第 1 次印刷
ISBN 978-7-5124-4220-7 定价:69.00 元

序　言

　　近年来，机器学习技术在各类疾病中的应用引起了广泛的关注，阿尔茨海默病、乳腺疾病、甲状腺眼病、新冠肺炎、心血管疾病等已严重影响人们的生活。本书旨在利用机器学习的技术和方法通过对各类疾病的分析来辅助医生进行早期诊断、预测、评估和治疗。

　　全书共包含 4 章：

　　第 1 章是机器学习算法研究及其在阿尔茨海默病患者中的应用。本章基于 5 272 例研究数据（包含正常、轻度认知障碍（Mild Cognitive Impairment，MCI）、极轻度痴呆（Very Mild Dementia，VMD）和痴呆四类）进行研究。研究首先建立了基于机器学习的老年痴呆病人筛选的诊断模型，比较了随机森林、信息增益和 Relief 三种不同的特征选择算法，以便选择最重要的特征；然后研究了机器学习中常用的随机森林、AdaBoost、LogitBoost、神经网络、朴素贝叶斯和支持向量机六种不同的分类算法在老年痴呆病人筛选中的表现；最后，基于四类受试者，使用分类正确率、精度、召回率和 F - measure 这些指标评估了每个诊断模型。

　　第 2 章是深度学习算法研究及其在心血管疾病患者中的应用。本章利用核素心肌灌注显像（Myocardial Perfusion Imaging，MPI）影像特征，针对左心室间隔壁伪影问题展开研究。具体的研究工作如下：① 针对采样参数的获取，提出了一种新的基于先验知识的深度学习方法。该方法首先利用动态规划算法（Dynamic Programming，DP）生成的左心室心肌分割图像作为先验知识；然后使用一种融合 3D V - Net 和形状变形模块的分割方法，对 SPECT 图像中的左心室心肌进行自动分割，以确保获取更加符合左心室数据的采样参数。该分割方法使用经验丰富的操作人员手工标注的金标准进行了验证。② 针对采样模型的构建，以模板采样为基础，提出了一种新的采样模型。在定量灌注过程中，采用三个部分提取三维心肌计数分布：左心室心尖部分模拟为半球，基底部分模拟为不规则形状，其余部分模拟为圆柱形。采样结果以靶心图的形式显示，以医生的诊断结果作为金标准，验证所提出的采样模型在识别心肌病变的位置和评估严重程度方面的准确性。

　　第 3 章是深度学习算法研究及其在甲状腺眼病患者中的应用。本章使用深度学习算法中的全卷积神经网络，对血管内超声影像的中、内膜分割和甲状腺相关眼病的眼外肌（包括上直肌、下直肌、内直肌、外直肌）和视神经的语义分割两大任务进行了详细研究，对比并分析了各方法的优缺点。研究的主要工作包括以下两个方面：① 针对血管内超声影像，提出了一种基于 U - Net＋＋的特征金字塔融合网络，通过这种多尺度特征的融合方法对各像素点的分类结果进行投票，从而生成超声图像对应的最终二值分割结果，以达到对于血管内超声影像的中、内膜分割并进一步对 12 种临床参数自动量化的目的。② 针对甲状腺相关眼病的计算机断层影像（Computed Tomography，CT），提出了一种基于 V - Net 的语义分割网络。该方法通过对网络输出通道的改造，并使用浸漫算法进行合理后处理，从而实现了对四种眼外肌及视神经五个目标区域的语义分割功能，并进一步根据像素间距离和层间距离对各目标组织的体积特征进行了求解。

　　第 4 章是深度学习算法研究及其在新冠肺炎患者中的应用。新冠病毒具有极强的感染力、强致病性、高隐蔽性和较长的潜伏期等特征,由其引发的新冠肺炎的全球爆发,正在对人类的生命和健康造成严重的危害。本研究将人工智能技术应用于新冠肺炎的快速筛查工作中,并对确诊患者进行进一步的轻重症分类。主要研究工作包括以下两个方面:① 针对患者的计算机断层影像(Computed Tomography,CT),利用端到端的思想,提出了一种基于三维分割网络(SP - V - Net)和三维卷积神经网络相结合的网络架构,以此对新冠肺炎患者和正常样本进行分类。② 在深度学习对新冠肺炎患者和正常人分类的基础上,进一步深入研究基于机器学习算法以建立新冠肺炎轻重症预测模型。该研究通过使用影像组学方法提取分割之后的肺部 CT 影像组学特征,并使用上采样,下采样,上采样与下采样相结合的采样方式解决数据不均衡问题,然后使用特征选择算法筛选特征,最后研究了 8 种不同的机器学习分类算法在新冠肺炎轻重症预测中的表现。

本书由郑州轻工业大学朱付保撰写。本书撰写过程中得到了作者所在单位郑州轻工业大学计算机科学与技术学院南娇芬副教授、李端副教授、李艳婷博士,以及博士生李晓楠、刘艳云、高政源、朱泽林,硕士生赵金玉、王国杰、李龙玺、田延晖、扈航等同学的大力支持,同时也获得了国家自然基金项目(62106233)、河南省重点研发与推广项目(222102210219、202102210384)以及郑州轻工业大学星空众创空间孵化项目(2019ZCKJ228)的大力支持。

限于著者水平,本书疏漏及不妥之处,恳请广大读者批评指正。

编 者
2023 年 4 月

目　　录

第1章　机器学习算法研究及其在阿尔茨海默病患者中的应用……………………… 1

1.1　研究概述 ……………………………………………………………………… 1

1.1.1　研究背景及意义 ………………………………………………………… 1

1.1.2　国内外研究现状 ………………………………………………………… 2

1.1.3　主要研究内容 …………………………………………………………… 3

1.2　相关理论知识 ………………………………………………………………… 4

1.2.1　神经心理学测试 ………………………………………………………… 4

1.2.2　特征选择的基本理论 …………………………………………………… 5

1.2.3　分类算法概述 …………………………………………………………… 7

1.3　基于机器学习的痴呆症早期诊断的研究与应用 ………………………… 9

1.3.1　简　介 …………………………………………………………………… 10

1.3.2　实验数据和方法 ………………………………………………………… 10

1.3.3　实验结果 ………………………………………………………………… 13

1.3.4　实验总结和讨论 ………………………………………………………… 16

1.4　基于深度学习的老年痴呆病人筛选的研究与应用……………………… 17

1.4.1　简　介 …………………………………………………………………… 17

1.4.2　材料和方法 ……………………………………………………………… 18

1.4.3　实验结果 ………………………………………………………………… 20

1.4.4　讨　论 …………………………………………………………………… 22

1.5　本章小结………………………………………………………………………… 24

1.5.1　总　结 …………………………………………………………………… 24

1.5.2　展　望 …………………………………………………………………… 24

第2章　深度学习算法研究及其在心血管疾病患者中的应用 ………………… 25

2.1　心血管疾病研究概述………………………………………………………… 25

2.1.1　研究背景及意义 ………………………………………………………… 25

2.1.2　国内外研究现状 ………………………………………………………… 26

2.1.3　主要研究内容 …………………………………………………………… 26

2.2　相关理论基础和实验准备 ………………………………………………… 27

2.2.1　心脏解剖学知识和临床成像 …………………………………………… 27

2.2.2　深度学习基础理论 ……………………………………………………… 29

2.3　基于动态规划先验知识的左心室分割方法 ……………………………… 33

2.3.1　简　介 …………………………………………………………………… 33

2.3.2　实验方法 ………………………………………………………………… 34

　　　2.3.3　实验结果及分析 ……………………………………………………… 38

　2.4　基于改进的左心室模板采样方法 …………………………………………… 48

　　　2.4.1　简　介 …………………………………………………………………… 49

　　　2.4.2　实验方法 ………………………………………………………………… 49

　　　2.4.3　实验结果及分析 ………………………………………………………… 52

　2.5　本章小结 ……………………………………………………………………… 57

　　　2.5.1　总　结 …………………………………………………………………… 57

　　　2.5.2　展　望 …………………………………………………………………… 57

第3章　深度学习算法研究及其在甲状腺眼病患者中的应用 …………………… 59

　3.1　研究概述 ……………………………………………………………………… 59

　　　3.1.1　研究背景及意义 ………………………………………………………… 59

　　　3.1.2　国内外研究现状 ………………………………………………………… 60

　　　3.1.3　主要研究内容 …………………………………………………………… 61

　3.2　基于深度学习的图像分割技术 ……………………………………………… 62

　　　3.2.1　人工神经网络 …………………………………………………………… 62

　　　3.2.2　全卷积神经网络 ………………………………………………………… 63

　　　3.2.3　深度学习图像分割算法 ………………………………………………… 66

　　　3.2.4　医学影像分割评估指标 ………………………………………………… 69

　3.3　血管内超声影像的血管中、内膜分割算法 ………………………………… 70

　　　3.3.1　现实问题 ………………………………………………………………… 70

　　　3.3.2　数据概况及网络设计 …………………………………………………… 70

　　　3.3.3　临床参数自动获取 ……………………………………………………… 73

　　　3.3.4　实验结果及分析 ………………………………………………………… 74

　3.4　甲状腺相关眼病眼外肌和视神经的语义分割算法 ………………………… 80

　　　3.4.1　现实问题 ………………………………………………………………… 81

　　　3.4.2　数据概况及模型设计 …………………………………………………… 81

　　　3.4.3　临床参数自动获取 ……………………………………………………… 83

　　　3.4.4　实验结果及分析 ………………………………………………………… 83

　3.5　本章小结 ……………………………………………………………………… 88

　　　3.5.1　总　结 …………………………………………………………………… 88

　　　3.5.2　展　望 …………………………………………………………………… 88

第4章　深度学习算法研究及其在新冠肺炎患者中的应用 ……………………… 90

　4.1　研究概述 ……………………………………………………………………… 90

　　　4.1.1　研究背景及意义 ………………………………………………………… 90

　　　4.1.2　国内外研究现状 ………………………………………………………… 91

　　　4.1.3　主要研究内容 …………………………………………………………… 92

　4.2　相关理论知识 ………………………………………………………………… 93

　　　4.2.1　卷积神经网络 …………………………………………………………… 93

4.2.2　经典卷积神经网络模型 ·· 96

4.2.3　机器学习算法 ··· 98

4.3　基于三维卷积神经网络的新冠肺炎诊断方法研究 ············· 99

4.3.1　方法描述 ·· 100

4.3.2　实验结果与分析 ·· 105

4.3.3　实验总结和讨论 ·· 109

4.4　基于机器学习的新冠肺炎轻重症诊断方法研究 ··············· 110

4.4.1　方法描述 ·· 110

4.4.2　实验结果与分析 ·· 114

4.4.3　实验总结和讨论 ·· 123

4.5　本章小结 ··· 124

4.5.1　总　结 ·· 124

4.5.2　展　望 ·· 124

参考文献 ·· 125

第1章　机器学习算法研究及其在阿尔茨海默病患者中的应用

1.1　研究概述

1.1.1　研究背景及意义

在医疗领域,各种信息系统的普及应用、医疗设备以及仪器的数字化都使得人们可以及时获取医疗中的信息,这些医疗信息对于管理疾病、控制医疗设备的运行和医疗研究都具有很重要的价值。随着医疗信息化建设进程的推进,医疗数据的类型与规模已呈现出一种爆炸性的增长,医疗大数据的时代已然而至。2016 年,人工智能开始大举进军医学界,由此给传统医疗体系带来变革式的影响,医疗人工智能正在让卫生医疗系统变得更加高效。近些年来,由于人民生活水平的提高,人们比过去更加关注自身的健康水平,且更加愿意为健康进行消费。越来越多的企业和研究者将目光投向了医疗健康领域,一方面是人口老龄化趋势加剧、医疗资源供需失衡等所带来的迫切需求;另一方面,中国庞大的人口基数所产生的巨量的医疗数据,为医疗人工智能的发展提供了土壤,人工智能在这个领域的应用也飞速发展,同时产生了诸多令人惊喜的成果。医疗记录、健康监测数据的积累、规范以及跨流程、多专科整合,使得人们能够更加全面地了解医疗过程所发生的各个细节。然而,目前一些主流软件工具并不能很好地筛选、管理和整合这些医疗数据,使其能够成为帮助医院进行经营决策的更有用信息。

机器学习是现阶段解决很多人工智能问题的主流方法,其作为一个独立的方向,正处于高速发展之中。机器学习的优势之一是容易管理和计算大批量的输入数据,机器学习可以从数据中学习,通过对已知数据的特征进行训练,并学习区分它们,然后可以使用这种训练好的模型对未知的数据进行分类。机器学习的核心目标是给出一个模型(一般是映射函数),然后定义对这个模型好坏的评价函数(目标函数),求解目标函数的极大值或者极小值,以确定模型的参数,从而得到我们想要的模型。将大数据、机器学习等技术应用到医疗当中可以辅助医生诊断和决策,从而提高医生诊疗的效率和准确率,缩短治疗时间,同时可以缓解医疗资源不足的问题。近几年,人工智能＋医疗健康成为最热门的领域之一。从应用角度看,智能医疗主要包括医学研究、制药研发、智能诊断及家庭健康管理等方面。随着物联网在医疗领域的推进与迭代,将产生更加巨量的医疗健康数据,这给医疗人工智能带来更多机会。对于海量数据的处理,人工智能具有先天的优势,能够更加高效地处理复杂的物联网连接数据,让连接变得更加高效便利。这将协助医院实现解决医疗平台支撑薄弱、医疗服务水平整体较低、医疗安全生产隐患、医疗管理成本高等当前医院管理突出问题,实现开源节流,让医疗健康行业变得更加高效。

阿尔茨海默病是一种以认知和智力损害、行为能力下降为特点的神经退行性疾病,目前尚未有可靠的体内诊断,多是通过脑活检或者尸检。在医学上,已建立了临床/认知功能量度表用于评估患者的认知状态,并参照这些量表作为临床诊断可能患有阿尔茨海默病症的重要标准,比如简明精神状态检查量表和阿尔茨海默症评估量表和认知量表。认知和/或记忆障碍是当前用于识别有发展为痴呆风险的受试者的主要临床标志物。另外,还可以通过分析脑部磁共振成像(Magnetic Resonance Imaging,MRI)、正电子发射断层扫描(PET)来观测脑部变化从而诊断是否患有阿尔茨海默病。阿尔茨海默病作为一种全球新兴的健康疾病,它的早期发现对其诊疗是很有帮助的。将人工智能技术应用于阿尔茨海默病的早期诊断中成为当前一个重要的研究课题。

对于处在早期阶段的 AI 医疗,多种因素作用下(大量影像数据易获取、误诊情况多发等),影像分析可以说是进展最快的一个场景,医疗影像分析可以有效减少医生重复性工作,辅助医生有效降低误诊率,不过这一应用对影像本身的数字化程度和有效数据量要求较高。近年来,云计算、大数据计算、可穿戴计算以及人工智能技术的发展为揭示阿尔茨海默病发病机理、发现诊断和治疗方法提供了新的方向。随着智慧医的技术基础逐渐成熟,利用一些软件和方法对由神经心理学测试得到的诊断数据进行预处理,使用特征选择算法对神经心理学的测试问题进行优化或减少,利用机器学习和深度学习中的一些分类算法,同神经心理学测试结果结合,可帮助医生筛选阿尔茨海默病的严重等级,提高阿尔茨海默病的诊断。

1.1.2　国内外研究现状

医学是人工智能最早引入的领域之一。医学人工智能公司呈雨后春笋般出现,目前在医学影像、医院管理、健康管理、药物挖掘等诸多领域全医疗产业链均有涉及,人工智能技术融合医疗逐渐显示巨大的价值。但需要指出的是,目前医疗 AI 在满足临床需求、重视医生价值的思路是未来研发的方向,国内外诸多企业已经在探索医疗 AI 方面的诸多工作。大数据和人工智能在医疗中的应用越来越广泛,如何利用大数据和人工智能技术进行辅助诊疗,将是未来面临的重要问题,也将是研究的热点问题。大数据和人工智能技术是促进医学新发现、推动健康卫生模式变革的重要引擎。突破目前研究、研发转化为实际应用的障碍,在临床诊疗、健康管理、医院管理、卫生和医保政策等领域开展基于数据的科学决策,有助于提高卫生服务质量,促进优质医疗资源惠普共享。近年来,云计算、大数据计算、可穿戴计算以及人工智能技术的发展为揭示阿尔茨海默病复杂发病机理、发现诊断和治疗方法提供了新的方向。本节将介绍目前国内外人工智能技术应用于阿尔茨海默病诊疗中的研究成果。

在国外,Weakley 等人使用机器学习和来自 272 个受试者的 27 个测量的组合,包括从不同的神经心理学测试(例如,视觉和语言记忆和语言类别流畅性)获得的认知,行为和功能能力,以自动分类患者组具有不同的临床痴呆评级(CDR),即 CDR＝0,CDR＝0.5,CDR＝1＋(即 1 和 2)。结果显示,机器学习可以很好地对 272 名受试者做出预测。Toth 等人提出了一种敏感的神经心理学筛选方法,该方法是基于在执行记忆任务期间对自发言语产生的分析。通过对来自健康对照组(38 例)和临床确诊 MCI 患者(48 例)采集特征数据,应用机器学习算法,根据声学特征判断 MCI 和控制组是否能自动识别。结论显示自发语言的时间分析可用于实现一种新的、基于自动检测的社区 MCI 筛查工具。Konig 等人研究了移动应用程序提供的自动语音分析在评估和检测早期痴呆和 MCI 的作用。165 名参与者(主观性认知障碍(SCI)、MCI 患者、Alz - Heimer 病(AD)患者和混合性痴呆(MD)患者)在常规会诊中,在执行一些短音认知任务的同时,使用移动应用程序进行记录。这些任务包括语言流畅性、图片描述、倒数和自由演讲任务。基于机器学习方法，并测试检测精度。研究结果显示了声音分析的潜在价值，以及使用移动应用来准确地自动区分 SCI、MCI 和 AD。Cole 等人探讨了使用动态机器学习算法从可穿戴传感器收集的数据中识别震颤和运动障碍的严重程度。Duchesne 等人研究了磁共振图像（MRI）与认知功能变化之间的关系，利用主成分分析的方法（PCA）对所得到的磁共振图像（MRI 图像）进行维度约简之后，使用线性回归模型对于阿尔茨海默病患者一年的 MMSE 变化趋势进行了预测。

在国内，许晶晶等人探索了人工智能在阿尔茨海默病研究中的应用现状，从 MRI 图像分析的角度研究了人工智能在对患病与健康个体大样本进行分类的作用，结果显示，机器学习可以实现对个体疾病早期阶段的诊断和预测。崔书华利用机器学习算法对 MCI 和 NC 两类人群的大脑皮层厚度的数据进行分析建模，使用 T 检验方法和聚类离群点检测方法对异常样本数据进行了预处理，使用集成学习算法对处理后的数据进行了建模，结果显示该研究为阿尔茨海默病的自动诊断提供了理论支持。叶婷婷利用机器学习和模式识别的相关技术对多模态数据进行了特征选择，并将其应用到阿尔茨海默病的分类中；并在 ADNI 多模态数据集和 UCI 数据集上进行了分类实验，通过与其他多任务特征选择方法比较，所提出的方法能实现更优的分类效果。南怀良从个体脑代谢网络的研究视角寻找 AD 患者脑网络拓扑属性的异常特征，分析了 AD 和正常被试脑代谢网络的连接和节点度等属性的组间差异的显著性水平，并通过机器学习方法来评估所提出的特征用于 AD 早期诊断的可行性，结果显示小方块划分模型下的 FDG - PET 的影像学特征和脑代谢网络拓扑特征在 AD 的早期诊断中具有强大的潜力。齐雪丹通过研究分析脑核磁共振成像（Magnetic Resonance Imaging，MRI）的特征指标，探讨了机器学习在对阿尔茨海默病病程分类的预测，并选出了分类预测的最佳模型，辅助 MCI、AD 的诊断。

1.1.3　主要研究内容

本章提出的诊断模型为临床医生诊断阿尔茨海默病早期提供了一个强有力的工具。它主要针对神经心理测验结果数据进行分析，通过特征选择算法和分类算法构建一个诊断分类模型，辅助医生进行医疗诊断。

1. 主要研究内容

逐渐成熟的人工智能技术造就了医疗 AI 的火热，在多个细分领域，AI 医疗呈现勃勃发展态势。本章主要针对阿尔茨海默病的早期诊断中所用到的神经心理测试问卷的结果数据进行分析建模，用机器学习与深度学习构建一个诊断模型，辅助医生进行阿尔茨海默病的诊断与治疗。本章主要从以下几个方面展开分析：

（1）特征选择算法的研究。从医院、医疗机构、医生以及数据源中，我们会积累、整理以及清洗很多数据。其中，清洗是一个非常复杂和庞大的环节。本章深入分析和研究了信息增益、Relief 和随机森林三种特征选择算法，介绍了算法原理、各自的优缺点以及适用场景，并对比了其在处理阿尔茨海默病诊断数据中的性能。

（2）机器学习中分类算法的研究。对一些常用的分类算法，如集成学习算法（随机森林、AdaBoost 和 LogitBoost）、神经网络算法、朴素贝叶斯算法和支持向量机算法进行深入的研究，对其进行参数调优，探索其在阿尔茨海默病诊疗中所发挥的作用。

（3）深度学习方法的研究。对常用的深度神经网络算法以及最新提出的深度森林算法进行研究,探讨其在阿尔茨海默病诊疗中所发挥的作用。

2. 创新点

创新之处主要如下:

(1) 将机器学习与深度学习的技术引入医疗诊断中,辅助医生进行阿尔茨海默病的诊断分类,帮助医生提升诊断效率,利用搭建的模型提高分类准确性,指导治疗决策。

(2) 基于机器学习的新方法具有很好的分类正确率。在三种特征选择方法中,信息增益是最有效的。Naive Bayes 算法在 6 个分类模型中表现最好(分类正确率=0.81,精度=0.82,召回率=0.81,F-measure=0.81)。

(3) 基于 Keras 框架搭建的深度神经网络分类模型具有更高的分类准确率(分类正确率=0.88),并且有效解决了数据不均衡问题。

1.2　相关理论知识

1.2.1　神经心理学测试

阿尔茨海默病(AD)的受试者表现出认知功能的丧失以及行为和功能状态的变化,这些都会影响他们及其家庭和护理者的日常生活质量。神经心理学评估在检测认知功能的丧失以及正常情况下行为和功能状态的变化方面起着至关重要的作用。神经心理学测试可以测量不同的认知领域(如语言、学习和记忆)和子领域(如长期记忆和识别记忆)。CDR 量表是患者与医生(如护理者)之间的半结构式访谈,旨在根据受试者在记忆、定向、判断和解决问题、社区事务、家庭/业余爱好和个人护理方面的状态,确定痴呆症的严重程度。

由于本章中所使用的数据样本是根据神经心理学测试的 CDR 评分结果获得的,所以重点介绍一下神经心理学测试的相关内容。

小型精神状态检查(MMSE)是由 Folstein 等人开发的简短问卷,衡量球认知障碍,大约需要 15 min 才能完成。它由 30 个项目组成,分为 6 个区域:时间和空间方向;记忆(重复三个单词),注意力和计算(连续减法或前进/后退拼写,回忆先前记忆的单词);语言(识别两个对象,重复短句,句子理解,句子写作)和结构实践(设计复制)。

逻辑记忆(LM),通过向参与者朗读简短故事后,该参与者被要求立即从记忆中复述它。性能的主要衡量标准是回忆起的故事单元数量。LM 是韦氏记忆量表修订版的一个子测验,也是被广泛使用的临床记忆测量方法之一。

功能评估问卷(FAQ)是一种自我管理的功能评估,它提供了有关患者生理、心理、社交和机能的信息。它可以在以后的时间内用于评估患者,0 分对应无损伤,30 分对应严重受损。

阿尔茨海默病评估量表——认知行为(ADAS-Cog)。ADAS-Cog 由非认知子量表和认知子量表两部分组成,并提供全局认知的度量指标。这项测试需要大约 30～40 min 才能完成。12 个测试用于评估短期记忆(单词的回忆、单词识别、学习测试指导),时空定位,语言技能(口头表达能力、难以命名自发语言、理解口语、命名对象和手指以及执行命令),实践,注意力和注意力。大多数认知测试的评级是根据每个单独测试中患者的表现来确定的,而在某些情况下,它是基于测试人员在对话和其他会话过程中进行的临床估计。ADAS-Cog 评分范围从 0(相当于没有问题)到最大值 70(表明所有测试都存在严重缺陷)。

在本研究中,是由神经心理学家根据临床诊断经验从这些测试问题中挑选出一套新的神经心理学测试题,要求参与者完成测试,CDR 分数将作为一个金标准,将每个参与者分为以下六个类别:CDR=0,CDR=0.5,CDR=0.7,CDR=1,CDR=2,CDR=3;分别判定为:正常(Normal Cognition,NC),轻度认知障碍(Mild Cognitive Impairment,MCI),极轻度痴呆(Very Mild Dementia,VMD),轻度痴呆(Mild Dementia),中度痴呆(Moderate Dementia),重度痴呆(Severe Dementia)。

1.2.2　特征选择的基本理论

特征选择是一个重要的机器学习主题,在模式分类前,采用特征选择方法从数据中去除不相关的特征,可以降低过度拟合的风险,从而提高模型的泛化能力。特征选择是原始特征数量的一个组合问题,寻找变量的最佳子集被认为是 NP 困难的问题。当数据集不平衡时,特征选择非常有用,在分类的上下文中,当来自某些类的示例比来自其他类的示例多时,就会出现这个问题。

想要从初始的特征集合中选取一个包含了所有重要信息的特征子集,如果没有任何领域知识作为先验假设,那就只好遍历所有可能的子集了;但是这在计算上却是不可行的,因为这样做会遭遇组合爆炸,特征个数稍多就无法进行。可行的方法是产生一个“候选子集”,评价出它的好坏,基于评价结果产生下一个候选子集,再对其进行评价,这个过程持续进行下去,直至无法找到更好的候选子集为止。

在此,为了优化甚至减少神经心理测试的数量,也为了更好地提高分类模型的分类准确率,我们研究并对比分析了三种特征选择算法:信息增益、Relief 和随机森林。

1. 信息增益算法

在数据挖掘中,信息增益是特征选择中使用较为广泛的技术之一,它常常被用于量化这些输入特征的预测能力。

信息增益是基于香农在研究消息的值或“信息内容”的信息论方面的先驱工作。设节点 N 代表或存放分区 D 的元组。选择具有最高信息增益的属性作为节点 N 的分裂属性。该属性使结果分区中对元组分类所需要的信息量最小,并反映这些分区中的最小随机性或“不存性”。这种方法使得对一个对象分类所需要的期望测试数目最小,并确保找到一棵简单的(但不必是最简单的)树。

当特征的取值较多时,根据此特征划分更容易得到纯度更高的子集,因此划分之后的熵更低,由于划分前的熵是一定的,因此信息增益更大,信息增益比较偏向取值较多的特征。信息增益的算法原理如表 1-1 所列。

表 1-1　信息增益

信息增益
输入:训练集 D,特征 A
输出:通过特征 A 获得训练数据集 D 的信息增益 $g(D,A)$
1. 训练集 D 的经验熵 $H(D)$
$$H(D) = -\sum_{k=1}^{k} \frac{|C_k|}{|D|} \log_2 \frac{|C_k|}{|D|}$$

续表 1－1

2. 计算特征 A 到数据集 D 的经验条件熵 $H(D\mid A)$
$H(D\mid A)=\sum_{i=1}^{n}\dfrac{\mid D_i\mid}{D}H(D_i)=-\sum_{i=1}^{n}\dfrac{\mid D_i\mid}{D}\sum_{k=1}^{k}\dfrac{\mid D_{ik}\mid}{\mid D_i\mid}\log_2\dfrac{\mid D_{ik}\mid}{\mid D_i\mid}$
3. 计算信息增益
$g(D,A)=H(D)-H(D\mid A)$
4. 计算信息增益比
$g_r(D,A)=\dfrac{g(D,A)}{H_A(D)}$

其中，$H_A(D)=-\sum_{i=1}^{n}\dfrac{\mid D_i\mid}{\mid D\mid}\log_2\dfrac{\mid D_i\mid}{\mid D\mid}$，$n$ 是特征 A 的数量。

2. Relief 算法

Relief 是从数据中随机抽取一个实例，然后从相同和相反类中找到其最近邻的属性。将最近邻居的属性值与采样实例进行比较，并用于更新每个属性的相关性分数。对用户指定数量的实例 m 重复此过程。其基本原理是，一个有用的属性应该区分来自不同类的实例，并且对于来自同一类的实例具有相同的值。

Relief 最初是为两类问题定义的，后来被扩展成 ReliefF，它可以处理噪声和多类数据集。ReliefF 通过平均来自每个采样实例的相同类和相反类的 k 个最近邻的贡献而不是单个最近邻来平滑数据中噪声的影响。多类数据集的处理方法是：从每个类中查找与当前采样实例不同的最近邻，并根据每个类的先验概率加权它们的贡献。Relief 的算法原理如表 1－2 所列。

表 1－2　Relief 算法

Relief 算法
输入：训练数据集 D，采样次数 m，特征权重阈值为 0；
输出：每个特征 T 的权重；
开始
1. 设置所有特征权重为 0，T 为空；
2. for $i=1$ to m do
1）随机选择样品 R；
2）从相同的样本集中找到 R 的最近邻样本 H，从不同类别的样本集中找到最近邻样本 M；
3）for $A=1$ to N do
$\qquad W(A)=W(A)-\text{diff}(A,R,H)/m+\text{diff}(A,R,M)/m$
3. for $A=1$ to N do
$\qquad$ If $W(A)>6$
$\qquad\qquad$ 将 A 特征添加到 T
结束

3. 随机森林算法

利用随机森林进行特征选择可以大致分成单特征重要性评估和特征剪除两个过程。变量重要性评估是随机森林算法的一个重要特点。随机森林作为特征选择算法，通过计算出每一个特征的重要性并对这些特征进行一个排序,然后通过重要性大于某个阈值或者重要性排名大于某个阈值的方法筛选出变量,进而可以从所有特征中选择出重要性靠前的特征。

在随机森林算法中随机选取分裂属性集:假设共有 M 个属性,指定建立树的属性数量 $F \leqslant M$,在每个内部节点,从 M 个属性中随机抽取 F 个属性作分裂属性集,以这 F 个属性上最好的分裂方式对节点进行分裂(在整个森林的生长过程中,F 的值一般维持不变)。随机森林的算法原理如表 1-3 所列。

表 1-3　随机森林算法

随机森林算法
输入:训练集 $\{x_i, y_i\}_{i=1}^n, x_i \in X, y_i \in \{0,1,2,3\}, i = 1,2,\cdots,n$
输出:关键特征 T;
开始
1. 设置所有特征权重为 0,T 为空;
2. 对于 $i \subset 1$ 到 m;
3. 给定一个树集合模型;
4. 计算每个特征的重要性;
几个随机树的平均值;
重要性(特征 t)=增益的总和(在特征 t 上分割的节点),其中增益按通过节点的实例数量来缩放
将树的重要性标准化为 1
将特征重要向量归一化为 1
5. $T \subset$ 该组的集合的交集

其中,n 是训练集的大小,x_i 表示样本中的特征,y_i 表示样本中的类标签,X 表示特征空间。

1.2.3　分类算法概述

1. 随机森林

随机森林(Random Forest)是一种广泛的机器学习方法之一,能够在没有模型规范的情况下处理大规模数据。随机森林是许多具有二元划分的决策树的集合。每棵树都是从响应变量的 Bootstrap 样本中生长出来的,并且每个节点都由一个预测值引导,以最大限度地提高子代分支的差异。随机森林选择使用 Bootstrap 样本以外的数据来检查树的拟合度,因此,不需要与外部数据进行交叉验证。预测分类正确率要求在决策树之间存在低偏差和低相关性,为了实现这些目标,随机森林集成更多的决策树,然后将其预测值进行平均。与此同时,从预测值的子集中随机选择决策节点,使决策树看起来尽可能不同。随机森林不假设任何数据分布,也不需要正式选择预测因子。随机森林算法流程大致是:首先,用 Bootstrap 生成 M 个数据集;然后,用这 M 个数据集训练出 M 棵不进行后剪枝决策树,且在每棵决策树的生成过程中,每次对 Node 进行划分时,都从可选特征(比如说有 d 个)中随机挑选出 k 个($k \leqslant d$)特征,然后依信息增益的定义从这 k 个特征中选出信息增益最大的特征作为划分标准;最终模型即为这 M 个弱分类器的简单组合。随机森林对异常值和不平衡数据具有鲁棒性,从而使其成为比传统统计方法更好的选择。随机森林实现简单,可解释性强,运算量小,在解决很多实际问题时取得了相当高的精度。时至今日,在很多数据挖掘和分析比赛中,这类算法还经常成为冠军。

2. Boosting 算法

Boosting 算法是将相同类型但训练集不同的弱分类器进行提升的一种算法,弱分类器之间具有强依赖性,只能序列生成。Boosting 提升方法可以定义为用于将由"弱学习算法"生成的"弱模型",提升成和"强学习算法"所生成的"强模型"性能差不多的模型的方法,它的基本组成单元是许许多多的"弱模型"。然后通过某种手段把它们集成为最终模型。Boosting 事实上是一族算法,该族算法有一个类似的框架,首先要根据当前的数据训练出一个弱模型,其次根据该弱模型的表现调整数据的样本权重。具体而言就是,让该弱模型做错的样本在后续训练中获得更多的关注,做对的样本在后续训练中获得更少的关注。最后再根据该弱模型的表现决定该弱模型的"话语权",亦即投票表决时的"可信度"。自然,表现越好就越有话语权。AdaBoost 算法的全称是自适应 Boosting(Adaptive Boosting),是一种集成学习方法,它可将多个弱学习器模型整合为精度非常高的强学习器模型,且计算量非常小。AdaBoost 算法在机器视觉领域的目标检测问题上取得了成功,典型的代表是人脸检测问题。

3. 朴素贝叶斯

朴素贝叶斯法(Naive Bayes)也是一种广泛的机器学习方法。其基于贝叶斯定理和特征条件独立,是从数学概率理论发展而来的一种分类算法。在朴素贝叶斯这个名字中,"朴素"二字对应着"独立性假设"这一个朴素的假设、"贝叶斯"对应"后验概率最大化"这一贝叶斯学派的思想。对于给定的训练集,算法首先依赖于特征条件的独立假设来对输入或输出的联合概率分布进行学习;然后基于此学习模型,对给定的输入 x,使用贝叶斯定理来求出后验概率值最大的输出 y。朴素贝叶斯模型最早发源于古典数学理论,其有着稳定的分类效率。但其缺点主要在于必须先知道先验概率,且先验概率很多时候取决于假设,假设的模型可以以多种形式存在,因此在某些时候会由于用于假设的先验模型的原因导致预测模型效果不佳。朴素贝叶斯算法下的模型一般分为三类:离散型、连续型和混合型。其中,离散型朴素贝叶斯不但能够对离散型数据进行分类,还能进行特征提取和可视化。朴素贝叶斯是简单而高效的算法,它是损失函数 0 - 1 函数下的贝叶斯决策。

4. 支持向量机

支持向量机在很多分类问题上曾取得了当时最好的性能,通过核函数巧妙地将线性不可分问题转化成线性可分问题,并且具有非常好的泛化性能。支持向量机(SVM)通过寻求最小结构化风险来优化提高学习机的泛化能力,以最小化经验风险与置信范围函数,从而使模型达到在即使统计样本量较少的现实情况下,也能获得良好的统计规律的最终目的。通俗来说,支持向量机作为一种可信赖的二类分类模型,其基本模型原理为找寻特征空间中的间隔距离最大的线性分类平面,也就是说支持向量机学习策略便是间隔最大化,最终将分类问题转化为一个凸二次规划问题的求解问题。线性 SVM 通过引入间隔(硬、软)最大化的概念来增强模型的泛化能力。核技巧能够将线性算法"升级"为非线性算法,通过将原始问题转化为对偶问题能够非常自然地对核技巧进行应用。对于一个二分类模型,有许多方法能够直接将它拓展为多分类问题。支持向量机学习问题最终可表示为凸优化问题,因此可以利用已知的有效算法来寻求目标函数的全局最小值。而其他分类方法(如基于规则的分类器和人工神经网络)大多采用一种基于贪心学习的策略来搜索假设空间,这类方法一般只能获得局部最优解。

5. GCForest

GCForest 模型是由南京大学周志华教授提出的一种新的决策树集成方法,它是从传统的机器学习和深度学习中获得灵感构建而成的。它主要由级联森林和多粒度扫描两个部分构成。在级联森林中,GCForest 采用了 DNN 中的 layer-by-layer 结构,将前一层输入的数据和输出结果数据拼接,作为下一层的输入;为了防止过拟合的情况出现,每个森林的训练都使用了 k 折交叉验证,也即每一个训练样本在 Forest 中都被使用 $k-1$ 次,产生 $k-1$ 个类别列表,取平均作为下一个 Level 级联的输入的一部分;当级联扩展到新的 Level 后,之前所有级联结构的表现通过验证集去评估,如果评估结果没有太大的改变或提升则训练过程结束,因此级联结构的 Level 的个数被训练过程决定。为了增强级联森林结构,在结构中增加了多粒度扫描,这实际上来源于深度网络中强大的处理特征之间关系能力。GCForest 在传统的机器学习、图像、文本、语音上都表现不俗。

6. 深度神经网络

神经网络是对动物神经系统的一种简单模拟,属于仿生方法。深度神经网络在语音识别、自然语言处理等序列问题的建模上取得了成功。从数学上看,神经网络是一个多层复合函数。神经网络的基本单位是层,它是一个非常强大的多分类模型。神经网络的每一层都会有一个激活函数,激活函数在很早以前就被引入,其作用是保证神经网络的非线性,因为线性函数无论怎样复合结果还是线性的。反向传播算法计算误差项时每一层都要乘以本层激活函数的导数。如果激活函数导数的绝对值小于 1,多次连乘之后误差项很快会衰减到接近于 0,参数的梯度值由误差项计算得到,从而导致前面层的权重梯度接近于 0,参数没有得到有效更新,这称为梯度消失问题。下面对三种常用的激活函数进行比较分析。Sigmoid 函数的输出映射在 $(0,1)$ 之间,单调连续,求导容易。但是由于其软饱和性,容易产生梯度消失,导致训练出现问题;另外它的输出并不是以 0 为中心的。Tanh 函数的输出值以 0 为中心,位于 $(-1,+1)$ 区间,相比 Sigmoid 函数训练时收敛速度更快,但它还是饱和函数,存在梯度消失问题。Relu 函数的形状为一条折线,当 $x<0$ 时做截断处理。该函数在 0 点处不可导,如果忽略这一个点其导数为 sgn。函数的导数计算很简单,而且由于在正半轴导数为 1,有效地缓解了梯度消失问题。

1.3　基于机器学习的痴呆症早期诊断的研究与应用

在痴呆症的早期阶段,可靠的诊断仍然是一个具有挑战性的问题。本研究旨在开发和验证基于机器学习的新方法,以帮助医生使用基于参与者的神经心理测试问卷调查的结果准确地筛查正常、轻度认知障碍(MCI)、非常轻度痴呆(VMD)和痴呆。研究招募了 5 272 例参与者,要求他们填写所有科目的 37 项问卷。他们被随机分为训练组(4 745 名参与者)和一组测试组(527 名参与者)。本章首先比较了三种不同的特征选择技术(随机森林、信息增益和Relief),以便选择最重要的特征。然后,使用六种分类算法(随机森林、AdaBoost、LogitBoost、人工神经网络(ANN)、朴素贝叶斯(Naive Bayes)和支持向量机(SVM)),来开发诊断模型。模型的训练和参数优化通过 5 折交叉验证完成。最后,使用分类正确率(Accuracy)、精确率(Precision)、召回率(Recall)和 F-measure 评估测试集中的每个诊断模型。这三种特征选择方法存在显著的性能差异。信息增益是其中最有效的,它有效地提高了所有诊断模型的整体性能。在分类模型中,朴素贝叶斯算法在 6 个模型中表现最佳(分类正确率＝0.81、精确率＝0.82、召回率＝0.81 和 F－measure＝0.81);它在筛选类别时显示出良好的结果,正常(敏感性＝0.84,特异性＝0.94),MCI(敏感性＝0.62,特异性＝0.93),VMD(敏感性＝0.72,特异性＝0.93)和痴呆(敏感性＝0.92,特异性＝0.95)。本章提出的诊断模型为临床医生诊断痴呆早期阶段提供了有力的工具。

1.3.1　简　介

最常发生在老年人身上的阿尔茨海默病(AD)和其他痴呆症,由于其高度智力残疾而对家庭和社会造成沉重负担。迄今为止,还没有有效的治疗去减轻或者抑制该病症的进展。重视疾病的早期阶段对于及时干预疾病和延迟疾病的发生是至关重要的。该病症的临床诊断主要依据患者及其家属提供的详细病史、神经学检查和神经心理学检查。除此之外,还应该进行其他测试,包括血液学,CT 和 MRI 以排除其他原因导致的痴呆症。神经心理学测试在检测人类"认知领域"中的功能障碍中起着至关重要的作用。尽管已经有了一些早期诊断痴呆症的临床措施,但仍存在许多主观性。因此,开发更好的诊断工具具有非常重要的意义。

认知障碍的准确分类不仅对个体有益,而且对医学诊断也具有重要意义。在临床诊断中,人工诊断认知障碍是一项费时的工作,这可能需要多项诊断信息,例如神经心理测试分数、实验室研究结果、知识渊博的医生的临床报告等。诊断的效率和准确性是由从业者的专业水平决定的。在一些缺乏专业人员的偏远地区,对痴呆症的分类和早期诊断将是一项更为艰巨的任务。机器学习(Machine Learning)是一种先进的计算机技术,它可以改善医学数据的分析并自动做出诊断决策。

本章的目的是:① 通过使用特征选择算法优化甚至减少用于对痴呆患者进行分类的神经心理学测试的数量;② 基于 5 272 例临床诊断信息结果开发和验证一个更为精确的分类诊断模型。

1.3.2　实验数据和方法

图 1－1 所示为所提方法的工作流程。首先,将数据集随机分成训练集和测试集。然后,将特征选择、模型优化和交叉验证应用于训练集中,以开发和优化诊断模型。最后,用测试集对模型进行评估,找到最佳诊断模型。

1. 实验数据

对 5 272 例患者的临床资料进行分析,其中正常 379 例、MCI 1 347 例、VMD 816 例、痴呆 2 730 例。正常认知(NC)、MCI、VMD 或痴呆(AD)的定义如下:NC 指不符合美国国立老化研究所与阿尔茨海默病协会(NIA－AA)发布的阿尔茨海默病诊断标准的个体,其 CDR 评分为 0。MCI 被定义为在定向和/或判断方面有认知改变,但在社会或职业功能方面没有损害,且 CDR 分数为 0.5 的个体。此外,根据年龄和教育水平调整后的 CASI 中至少有一个认知领域应受到损害。在社区事务、家庭爱好和个人护理领域,CDR 分数应为 0。VMD 定义为符合NIA—AA 标准的全因痴呆症患者,CDR 评分为 0.5,在两个或更多认知领域有轻度损伤,日常功能轻度下降,包括社区事务领域、家庭爱好或个人护理领域,其中 CDR 分数应大于等于0.5。全因痴呆的定义基于 NIA－AA 推荐的核心临床标准。

一个结构化的临床病史由参与者和主要护理者构成。临床病史被用来检测行为或个性的

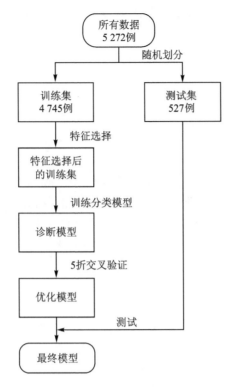

图 1 - 1　开发和验证诊断模型的数据处理过程

任何细微变化以及由先前功能水平引起的任何智力下降,并确定这种下降是否会影响在工作或日常活动中发挥作用的能力。除了对认知状态的病史的了解,还进行了包括 CDR、MMSE、CASI 和 MoCA 在内的客观评估,以评估记忆、执行功能、方向、视觉空间能力和语言功能。痴呆的严重程度由 CDR 分数决定。用日常生活工具活动量表(IADL)评定患者的日常功能。使用神经精神病量表(NPI)评估参与者的神经精神症状。

参与者随机分成训练集(4 745 名参与者)以建立诊断模型和独立测试集(527 名参与者),以验证诊断模型在筛选正常、MCI、VMD 和痴呆方面的有效性。在训练集中,正常为 328 例,MCI 为 1 234 例,VMD 为 718 例,痴呆为 2 465 例。在测试集中,正常为 51 例,MCI 为 113 例,VMD 为 98 例,痴呆为 265 例。在认知障碍的诊断中,神经外科医生通过标准化的神经检查对研究对象进行了访谈,历史调查充分了解了受试者的记忆投诉和临床表现,并完成了 CDR 评分。诊断团队由认知障碍神经病学系的医生组成,评估每项研究的神经学检查。病史和神经心理学测试的结果,最后给出了诊断。

2. 特征选择算法

在机器学习中,37 个特征在痴呆的诊断中可能具有不同的重要性。特征选择可以有效地消除冗余和/或不相关的特征。一方面,它可以提高机器学习算法的泛化性能和效率;另一方面,它可以简化诊断程序,提高临床实用性。在本节中,我们探索了三种特征选择方法,即随机森林、信息增益和 Relief。

(1) 用于特征选择的随机森林算法。研究使用随机森林算法来挑选特征,并得到它们与分类的相关性。由于随机森林算法具有固有的随机性,模型每次都会给出不同的重要性权重。

然而,在多次运行训练模型时,在每次运行中,选择一定数量的特征子集,并保留了新特征子集与其他运行中选择的特征子集之间的交集;经过一定数量的运行,最终可以得到对分类任务有重要贡献的一些特征。该方法已在机器学习软件程序包 Python 中实现。

（2）用于特征选择的信息增益算法。信息增益是一种有效的特征选择方法。在信息增益中,标准是测量特征可以为分类模型带来多少信息,如果它带来的信息越多,那么它就越重要。信息增益基于熵理论,已被研究人员在各种应用场景中广泛使用。我们使用了 Weka 来实现信息增益算法,这是一个功能强大的基于 Java 的开源机器学习工作台。基于信息增益分数,筛选出得分低于阈值的特征。

（3）用于特征选择的 Relief 算法。Relief 的核心思想是,一个好的特征应该使最近邻居样本的特征值相同或相似,并使不同类别的最近邻居之间的值相差大或不相同。Relief 算法的优点是运算效率高,对数据类型没有限制,对特征之间的关系不敏感。Relief 算法的缺点在于,与许多特征评估算法（如信息增益）不同,Relief 算法无法去除冗余特征,并且算法将提供各种高相关性特征,无论该特征是否与其他特征冗余。本研究使用了 Weka 中提供的 Relief 算法。

3. 诊断模型的构建

项目研究了 6 种不同的分类算法来构建诊断模型,包括随机森林、AdaBoost、LogitBoost、神经网络（NN）、朴素贝叶斯和支持向量机（SVM）。为了优化相应的模型参数并评估性能,项目使用了 Python 中的 Scikit - Learn 工具箱和 Weka 中的实验模式（实验者）,它允许大规模实验运行,结果存储在数据库中,以备日后检索和分析。此外,选取了分类正确率、精确率、召回率和 F - measure 作为性能指标,使用测试集来评估诊断模型。诊断模型的训练和参数优化通过 5 倍交叉验证（CV）完成。

随机森林是具有多个决策树的分类器,其中输出由树的多数投票确定。它对噪声或过度训练不敏感,因为重新采样不是基于加权。它具有相对较高的准确度和计算效率。AdaBoost和 LogitBoost 是提升算法,其中关键思想是为同一训练集训练不同的分类器（弱分类器）,然后将这些弱分类器组合以形成更强的最终分类器（强分类器）。研究使用多层感知器（MLP）作为神经网络算法的实现,这是一种前向结构的人工神经网络,它将一组输入向量映射到一组输出向量。朴素贝叶斯是一种基于贝叶斯定理和特征条件无关假设的分类方法。支持向量机将最优分离超平面作为最大边缘超平面来解决多类分类问题。

模型调参是使用网格搜索法经过大量训练比较择优选取出的最优参数。在 Scikit - Learn 提供的算法包中包含有众多的参数,在随机森林算法中选择了 4 个对模型有较大影响的参数进行调参：① class_weight,是为了调节各个类别间的权重,减少类不均衡造成的影响。② max_depth 是指树的最大深度,在样本量较大,特征较多时,可以根据数据的分布来决定具体的取值,常用的取值在 10～100 之间。③ n_estimators,是指森林里的树木数量,也就是最大的弱学习器的个数,一般来说,该值选择太小,容易欠拟合,该值太大,会增加计算量。④ random_state 有 3 个可选参数,如果选择 int,那么随机发生器种子数表示随机数生成器使用的种子;如果选择 RandomState 实例,那么随机发生器种子数表示随机数生成器;如果选择 None,则随机生成器是由其使用的 RandomState 实例来实现。在 AdaBoost 算法中选择了 5 个参数进行调参,其中 class_weight、n_estimators 和 random_state 的调参原理与随机森林算法中的相通,重点介绍一下 base_estimator 和 algorithm 的含义,base_estimator 是对弱分类器的一个选择,algorithm 是对于 SAMME. R 增强算法和 SAMME 离散增强算法的一个选择,SAMME. R 增强算法通常比 SAMME 离散增强算法收敛快,可以通过较少的增强迭代实现较低的测试误差。在 LogitBoost 算法中,集中对弱分类器进行了选择调参。在神经网络算法中,集中调节了隐藏层的层数。

1.3.3　实验结果

1. 特征选择

特征排名。图 1 - 2 所示为特征排名。图 1 - 2(a)所示为在信息增益算法中按分数等级排序的特征,图 1 - 2(b)所示为在 Relief 算法中按分数等级排序的特征。

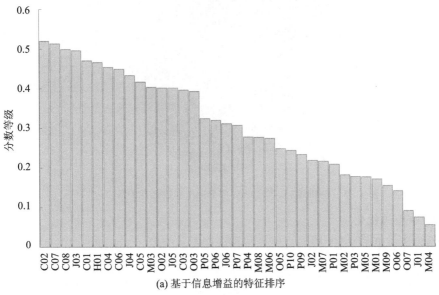

(a) 基于信息增益的特征排序

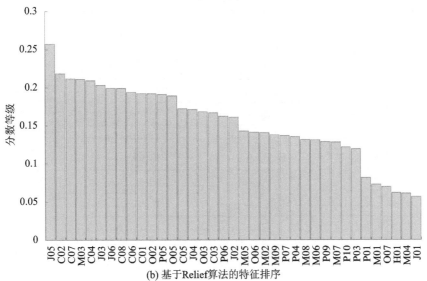

(b) 基于 Relief 算法的特征排序

图 1 - 2　基于信息增益和 Relief 算法的特征排序

特征选择。图 1－3 所示为根据特征选择算法选择的前 15 个特征。由 3 种特征选择算法选择的前 15 个特征是不同的。在随机森林选择的特征中,有 4 个与信息增益共同的特征,5 个与 Relief 相同的特征,以及 2 个与信息增益和 Relief 都相同的特征。在信息增益选择的特征中,有 12 个与 Relief 相同的特征。

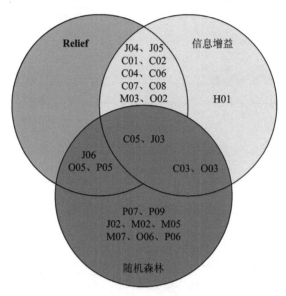

图 1－3　随机森林、信息增益和 Relief 算法选择的前 15 个特征

2. 诊断模型的优化

最佳模型参数如表 1－4 所列。不显示算法的默认参数。

表 1－4　模型参数

分类算法	模型参数	值
随机森林算法	class_weight	balanced
	max_depth	20
	n_estimators	20
	random_state	2018
AdaBoost	class_weight	balanced
	base_estimator	Logistic Regression
	algorithm	SAMME
	n_estimators	10
	random_state	2018
LogitBoost	Classifier-maxDepth	RandomForest-5
多层感知	hidden_layer_sizes	3
	random_state	2018

表 1－5 所列为 3 种特征选择下 6 种算法的分类性能。分类正确率、精确率、召回率和

F - measure。朴素贝叶斯算法在 6 种分类模型中表现最佳(分类正确率＝0.81、精确率＝0.82、召回率＝0.81 和 F - measure＝0.81),其次是随机森林(分类正确率＝0.783、精确率＝0.79、召回率＝0.78 和 F - measure＝0.78)和 LogitBoost 算法(分类正确率＝0.787、精确率＝0.78、召回率＝0.79、F - measure＝0.78)。

表 1 - 5　诊断模型的整体性能(使用特征选择后获得结果)

分类算法	特征选择	准确率	精确率	召回率	F - measure
随机森林	Relief	0.781	0.8	0.78	0.78
	信息增益	0.783	0.79	0.78	0.78
	随机森林	0.757	0.77	0.76	0.76
AdaBoost	Relief	0.774	0.78	0.77	0.77
	Information Gain	0.774	0.78	0.77	0.77
	随机森林	0.761	0.76	0.76	0.76
LogitBoost	Relief	0.798	0.75	0.80	0.76
	信息增益	0.783	0.73	0.78	0.74
	随机森林	0.787	0.78	0.79	0.78
Multilayer Perceptron	Relief	0.806	0.75	0.81	0.77
	信息增益	0.789	0.73	0.79	0.75
	随机森林	0.776	0.76	0.78	0.76
朴素贝叶斯	Relief	0.786	0.74	0.79	0.75
	信息增益	0.810	0.82	0.81	0.81
	随机森林	0.772	0.80	0.77	0.78
支持向量机	Relief	0.797	0.74	0.80	0.76
	信息增益	0.791	0.73	0.79	0.75
	随机森林	0.763	0.74	0.76	0.75

表 1 - 6 所列为 6 种分类模型诊断正常、MCI、VMD 和痴呆的结果。朴素贝叶斯算法有效地提高了对正常人(敏感性＝0.84、特异性＝0.94)、MCI(敏感性＝0.62、特异性＝0.93)、VMD(敏感性＝0.72、特异性＝0.93)和痴呆(敏感性＝0.92、特异性＝0.95)分类的整体性能。

表 1 - 6　诊断模型在筛选正常、MCI、VMD 和痴呆分类中的表现

分类算法	类　别	精确率	敏感性	特异性	F - measure
随机森林	正常	0.56	0.88	0.93	0.69
	MCI	0.70	0.57	0.93	0.62
	VMD	0.68	0.54	0.94	0.60
	痴呆	0.91	0.95	0.90	0.93

分类算法	类　别	精确率	敏感性	特异性	F - measure
AdaBoost	正常	0.55	0.84	0.93	0.67
	MCI	0.74	0.54	0.95	0.63
	VMD	0.63	0.55	0.93	0.59
	痴呆	0.89	0.94	0.88	0.92
LogitBoost	正常	0.77	0.84	0.97	0.80
	MCI	0.66	0.74	0.90	0.70
	VMD	0.60	0.40	0.94	0.48
	痴呆	0.89	0.94	0.89	0.92
神经网络算法	正常	0.77	0.84	0.74	0.80
	MCI	0.65	0.74	0.89	0.69
	VMD	0.57	0.37	0.94	0.45
	痴呆	0.88	0.93	0.87	0.90
朴素贝叶斯	正常	0.56	0.84	0.94	0.67
	MCI	0.75	0.62	0.93	0.68
	VMD	0.70	0.72	0.93	0.71
	痴呆	0.95	0.92	0.95	0.93
支持向量机	正常	0	0	1	0
	MCI	0.60	0.96	0.83	0.74
	VMD	0.85	0.56	0.98	0.67
	痴呆	0.91	0.97	0.90	0.94

1.3.4　实验总结和讨论

本研究旨在为老年痴呆早期诊断提供一种新的基于机器学习的临床工具。虽然一些研究已经构建了诊断模型,但据调查显示,当前的筛选工具在应用于多分类和类不平衡问题时有很大的局限性。我们对测试集结果进行了敏感性分析,验证了诊断分类模型具有鲁棒性。结果表明,在特征选择方面,信息增益在六种分类模型中的三种特征选择算法中表现最好。随机森林作为一种特征选择算法,使得稀有类(普通类)易于正确分类。在分类模型中,朴素贝叶斯算法表现最好,其次是随机森林和 LogitBoost 算法。

Williams 等人采用 SVM、决策树、神经网络和朴素贝叶斯筛选正常、MCI、VMD 和痴呆,发现朴素贝叶斯的最佳准确率为 83.1%。在本研究中,朴素贝叶斯显示出 0.81 的准确率。Bansal 等人比较了四种机器学习算法、J48、朴素贝叶斯、随机森林和多层感知器在检测痴呆症方面的表现。J48 显示痴呆检测的最佳准确度为 99.52%;然而,由于在他们的研究中收集的样本较少(横截面数据中有 416 个受试者,纵向数据中有 373 个记录),因此结果仍需要进一步验证和测试。Seixas 等人提出了一个贝叶斯网络决策模型,用于筛选由 AD 和 MCI 引起的痴呆、痴呆。当使用 F-measure 作为评价指标时,贝叶斯网络在筛选痴呆(F-measure=0.94)和 MCI(F-measure=0.92)的结果最佳,远高于本研究中对 MCI 的分类中的 F-measure(0.62~0.74)。Battista 等人探讨了神经心理学测试的数量对预测正常、轻度、重度损伤或痴呆患者的作用。他们采用特征减少策略,最终从 131 项特征中选出前 10 项特征;当从正常受试者中区分中度痴呆的受试者时,支持向量机显示出最佳分类性能(分类正确率、敏感性和特异性>0.89)。在本项目的研究中,随机森林是最有效的特征选择算法,它从 37 个特征中选择了前 15 个特征;在 6 个分类诊断模型中,朴素贝叶斯算法在整体分类方面表现最佳,并且在识别每个类别方面也表现出良好的结果。

在许多现实世界的决策问题中存在类不均衡问题。在本节中,使用的集成学习技术,例如随机森林、AdaBoost 和 LogitBoost 中可以通过组合来自不同训练分类器的分类结果从而提高单个分类器的分类正确率。已有研究证明,集成学习在处理类不均衡问题时可以有效提高整体的分类性能。朴素贝叶斯分类器将似然性乘以类先验概率来自然地处理类不均衡。在支持向量机中,具有较少样本的类具有较高的错误分类惩罚,这可以减轻类不均衡问题。尽管如此,我们的诊断模型的准确性仍然有待改进。本项目未来的工作将进一步探索样本采样和分类算法,以改进项目中的诊断模型。

1.4　基于深度学习的老年痴呆病人筛选的研究与应用

本章提出了一种基于神经心理学测试问卷诊断结果分析的阿尔茨海默病多类别深度学习分类方法以及一种基于 Keras 框架的深度神经网络分类模型。为了评估该项目所提方法的优势,将模型的性能与行业标准的机器学习方法进行了比较。项目招募了 6 701 个人,随机分为训练数据集(6 030 名参与者)和测试数据集(671 名参与者)。项目使用分类正确率、精确率、召回率和 F-Measure 评估了在测试集中验证的每个诊断模型。与 6 种机器学习算法相比,DNN 具有较高的稳定性,分类正确率最高,为 0.82,对轻度认知功能障碍(MCI)(F-Measure=0.78)、极轻度痴呆(VMD)(F-Measure=0.75)、中度痴呆(F-Measure=0.88)、重度痴呆(F-Measure=0.90)的鉴别也有较好的效果。本研究证实深神经网络(DNN)分类模型能有效帮助医生准确筛查正常、轻度认知功能障碍(MCI)、极轻度痴呆(VMD)、轻度痴呆、中度痴呆和重度痴呆。

1.4.1　简　介

阿尔茨海默病(AD)是一种神经退行性疾病,其特征在于存在 AD 病理学(ADP),例如淀粉样蛋白 β(Aβ)蛋白的异常缺失,以及 tau 蛋白的神经纤维缠结的出现。AD 的初始症状是记忆域中的认知障碍,其逐渐涉及导致阿尔茨海默氏型(DAT)痴呆的临床诊断的其他领域。截至 2015 年,估计有 2 680 万痴呆症患者,到 2050 年该数字预计增长到 1.315 亿,这将对全世界的医疗保健系统和护理人员造成巨大负担。为了应对老年痴呆症的高发(占 60 岁或 60 岁以上人口的 8%~9%)及其对社会经济的影响,世界卫生组织将痴呆症列为"公共卫生优先事项"。

阿尔茨海默病是一种全球性新兴的健康疾病,其早期发现对其诊断和治疗有很大帮助。将人工智能技术应用于阿尔茨海默病的早期诊断已成为一个重要的研究课题。目前,人工智能技术在阿尔茨海默病诊断和治疗方面的研究主要集中在神经影像学方面,如结构磁共振成像 MRI(组织密度、皮质表面和海马测量),功能性 MRI(不同脑区的功能相干性和功能连接性的轻度),扩散张量成像(沿着白质纤维的图案)、正电子发射断层扫描(PET)等评价受试者状态的黄金标准,本研究主要是帮助医生从认知测试中做出初步判断。

1.4.2　材料和方法

在这一框架中,有两个主要步骤:① 特征选择:使用特征选择算法来优化甚至减少神经心理测试的数量;② 分类:训练一个深层神经网络来对参与者进行分类。

1. 患者样本采集

该研究的数据包括从 6 701 名患者获得的临床和神经心理学评估样本。对于详细的神经心理学测试,项目评估了认知状态的历史以及客观评估,包括 CDR、MMSE、CASI 和 MoCA,用于评估记忆、执行功能、方向、视觉空间能力和语言功能。CDR 确定了痴呆的严重程度。有经验的神经学家根据他们的临床症状和医学/药物史、神经心理学测试结果对参与者进行评估,然后将参与者分为 6 个诊断组:正常(535 名参与者)、MCI(1 687 名参与者)、VMD(678 名参与者)、轻度痴呆(1 812 名参与者)、中度痴呆(1 309 名参与者)、严重痴呆(680 名参与者)。

为了全面验证所提出的方法,项目使用交叉验证方法将数据随机分成培训数据集(6 030 名参与者)和测试数据集(671 名参与者)。重复此方法 10 次,每次使用不同的随机分组,获得 10 组不同的训练集(6 030 名参与者)和测试集(671 名参与者)。

2. 特征选择

神经心理学家从神经心理学测试中选择了 50 个项目,以形成一个最佳问卷,用于筛查不同严重程度痴呆患者。事实上,即使提出的算法可以管理所有原始特征,删除多余或不必要的特征肯定会降低计算要求。为了保留具有更高预测性能的特征,提供更快、更具成本效益的预测器,减少维度问题的诅咒以及在训练阶段过度拟合的可能性,项目使用信息增益特征选择算法对所有 50 个特征进行重要性得分排名,然后得分较低的特征被过滤掉。项目通过将信息增益分数的阈值设置为 0.30 来丢弃相应的特征。

信息增益是一种广泛用于机器学习的信息论方法。如果某个特征具有较大的类信息增益值,则该特征将包含该类的更多分类信息。项目使用了 Weka 提供的信息增益算法,Weka 是一个基于 Java 环境的开源机器学习和数据挖掘软件。

3. 方法概述

项目提出了一种基于 Keras 框架的深度神经网络(DNN)分类模型。为了研究 DNN 模型在鉴别正常、MCI、VMD、轻度痴呆、中度痴呆和重度痴呆方面的表现,将结果与其他众所周知的分类模型(MLP、GCForest、随机森林、AdaBoost、LogitBoost 和朴素贝叶斯)进行了比较。首先,分别使用神经心理学家选择的 50 个特征和通过信息增益分数选择的前 32 个特征来测试模型的性能。然后,为了测试分类模型的稳定性,分别测试了 10 组不同的训练集和测试集。最后,从 10 组不同的训练集和测试集中随机选择一组,并从准确性和 F-measure 两个性能指标评估分类模型。

DNN 是一个多隐层前馈神经网络,共有 $L+1$ 层,第 0 层为输入层,输入的数量与特征数量一样,第 1 至 $L-1$ 层为隐藏层,第 L 层为输出层,输出的数量与类别个数一样,相邻层之间通过前馈权矩阵连接。如式(1-1)、式(1-2)所示,假设在第 l 层有 n_l 个神经元,这些神经元

的输入向量为 $a^{(l)}$，输出向量为 $z^{(l)}$。同时，用 $u=y^{(L)}$ 来表示 DNN 上的最终输出以区分隐藏层上的输出。给定训练样本的特征 x，这里有 $a^{(0)}=z^{(0)}=x$。

$$a^{(l)}=W^{(l)}*a^{(l-1)}+b^{(l)} \tag{1-1}$$

$$z^{(l)}=h(a^{(l)}) \tag{1-2}$$

其中，$W^{(l)}$ 是 $L-1$ 层到第 L 层的权重矩阵，b 是第 L 层的偏移矢量，$h()$ 是激活函数。

经过大量的训练和测试，构造出一个最优的 DNN 模型，该模型采用了三层网络结构，神经网络的每一层都会有一个激活函数，它是模型的非线性扭曲力。在本研究中，DNN 的最优模型在第一层使用 Sigmoid 函数作为激活函数，进行信号的转换，转换后的信号被传送给下一个神经元。第二层使用 tanh 函数作为激活函数。第三层使用 softmax 函数作为激活函数。本研究是解决多分类的问题，所以选用 softmax 作为输出层的激活函数。在 DNN 模型中 epoch 表示所有训练样本的一个正向传递和一个反向传递；dropout rate 是指在深度学习网络的训练过程中，对于神经网络单元，按照一定的概率将其暂时从网络中丢弃；batch_size 表示批大小，可以简单理解为一次训练的样本数目，batch_size 将影响到模型的优化程度和速度；neurons 表示神经元的个数。DNN 模型中的最优参数为 epoch 设置为 40，dropout rate 设置为 0.2，batch_size 设置为 64，neurons 设置为 20。DNN 模型的结果如图 1-4 所示，输入特征数是 50，输出的类别数为 6 个类别。

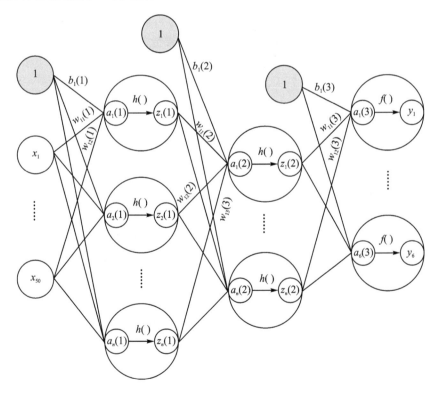

图 1-4　DNN 模型

项目在 Python 工具箱中实现了其他众所周知的分类模型（MLP、GCForest、随机森林、AdaBoost、LogitBoost 和朴素贝叶斯），这是一个免费的学术软件包。下面简要介绍了分类模型的基本原理,进一步的细节可以参考引用的文献。

MLP 可以看作是有向图,由多个节点层组成,每个层连接到下一层。除了输入节点之外,每个节点都是具有非线性激活功能的神经元(或处理单元)。GCForest 是一个深森林模型,主要分为多粒度扫描和级联森林结构两部分。GCForest 在小样本数据中表现良好。随机森林是一种基于集合学习思想的多树集成算法。它的基本单元是决策树,是集成学习的一个子类。最终分类结果的确定取决于决策树的投票选择。在基本的 Adaboost 算法中,每个弱分类器都具有权重,并且弱分类器预测结果的加权和形成最终预测结果。在训练中,训练样本也具有权重,在训练过程中进行动态调整。由先前弱分类器错误分类的样本将增加权重,因此算法将集中于困难样本。LogitBoost 算法是一种基于机器学习的判别分类算法。LogitBoost 属于 AdaBoost 系统,其结构通常类似,但其损失函数使用最大对数似然函数。朴素贝叶斯的基本方法是根据统计数据和条件概率公式计算当前特征样本属于某种分类的概率,并选择最大概率分类。

1.4.3 实验结果

1. 特征分析结果

相对于信息增益得分,特征按降序进行排名,如图 1-5 所示。通过将信息增益分数的阈值设置为 0.3,显示截止值将特征数量减少到 64%,从而将数量从 50 减少到 32 个。在所选的前 32 个特征中,H01 的排名得分最高为 0.902,L02 的得分最低为 0.309 8。

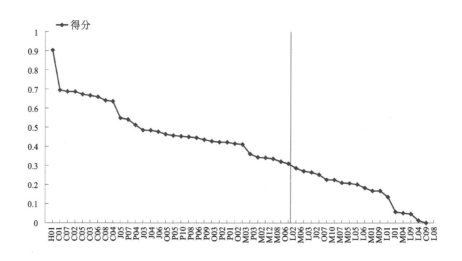

图 1-5 根据信息增益分数排序的特征

2. 性能比较

图 1-6 所示为 10 轮中每一轮的分类正确率性能。其中,图 1-6(a)所示为使用神经心理学家选择的 50 个特征的分类正确率分析结果。图 1-6(b)所示为使用信息增益分数选择的前 32 个特征的分类正确率分析结果。DNN 的分类正确率性能在 10 轮中达到稳定水平,优于其他算法。当使用较少特征用作分类器的输入时,模型的性能会降低。

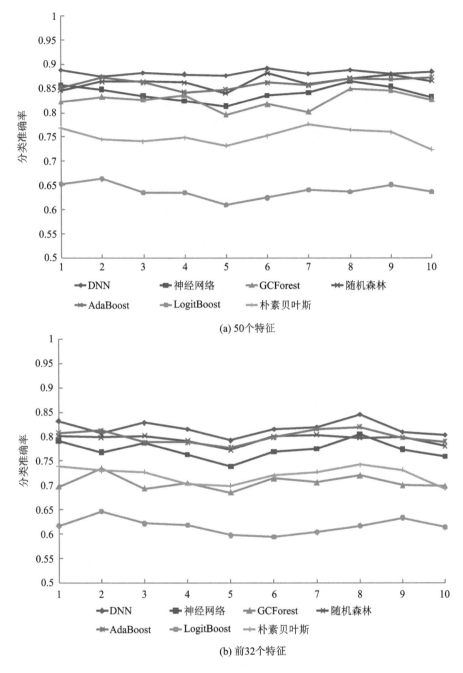

(a) 50个特征

(b) 前32个特征

图 1-6　每一轮的分类正确率

　　图 1-7 所示为在使用相同数据集时，DNN 与其他分类器（神经网络、GCForest、随机森林、AdaBoost、LogitBoost 和朴素贝叶斯）的分类正确率比较。当使用由神经心理学家选择的 50 个特征时，通过 DNN 分类器（分类正确率=0.882 3）获得最佳分类正确率结果，然后是 MLP 分类器（分类正确率=0.834 6）。当使用前 32 个特征时，DNN 分类器在七个分类模型中表现最佳（分类正确率=0.828 6），然后是随机森林（分类正确率=0.801 8）。

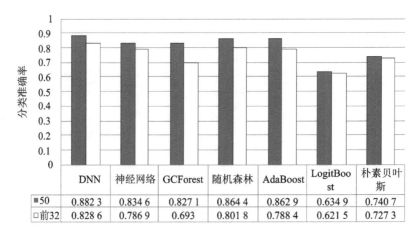

图 1 - 7　DNN 和其他分类器的分类正确率比较

3. 多分类分析结果

图 1 - 8 所示为使用 DNN、MLP、GCForest、随机森林、AdaBoost、LogitBoost 和朴素贝叶斯在筛选正常、MCI、VMD,轻度痴呆、中度痴呆和严重痴呆分类中 F - measure 得分的表现。图 1 - 8(a)所示为使用神经心理学家选择的 50 个特征的 F - measure 分数分析结果。DNN 算法有效地改善了正常(F - measure = 0. 89)、MCI(F - measure = 0. 89)、VMD(F - measure = 0. 74)、轻度痴呆(F - measure = 0. 85)、中度痴呆(F - measure = 0. 88)和严重痴呆(F - measure = 0. 92)的整体表现。图 1 - 8(b)所示为使用信息增益得分选择的前 32 个特征的 F - measure 分析结果。DNN 算法在筛选 MCI(F - measure = 0. 78)、VMD(F - measure = 0. 75)、中度痴呆(F - measure = 0. 78)、严重痴呆(F - measure = 0. 90)方面表现最佳。

1.4.4　讨　论

这项研究提出了一个基于 Keras 框架的深度神经网络分类模型。为了评估提出方法的优点,比较了三个指标:模型分类稳定性、分类准确性和具体类别的分类准确性。此外,将模型的预测结果与之前的机器学习方法的结果进行了比较。此处的方法表明所提的模型具有更稳定的分类性能及更高的分类精度,并且在处理类不平衡问题方面也表现良好。它具有很大的临床应用潜力。

从模型分类稳定性和分类准确性的角度来看,当使用神经心理学家选择的 50 个特征时,DNN 模型显示出更高的稳定性,与其他六种算法(MLP、GCForest、随机森林、Adabost、LogitBoost 和朴素贝叶斯)相比,基本稳定在 0. 88 左右。当涉及每个类别的分类准确性时,结果表明,DNN 模型提高了每个类别的分类准确性的整体性能。项目进一步研究了通过信息增益得分降低特征后的 DNN 模型的分类性能,以防止任何诅咒维度问题的发生。与减少前的特征相比,模型的整体分类性能降低。与六种分类模型相比,DNN 的分类正确率最高,为 0. 82,对 MCI(F - measure = 0. 78)、VMD(F - measure = 0. 75)、中度痴呆(F - measure = 0. 88)、重度痴呆(F - measure = 0. 90)的识别也有较好的效果。

近年来,用于开发分类器的深度神经网络方法在许多识别任务中表现出惊人的性能,这也吸引了在痴呆诊断中的应用。Donghuan 等人提出了一种新的基于深度学习的框架,利用多

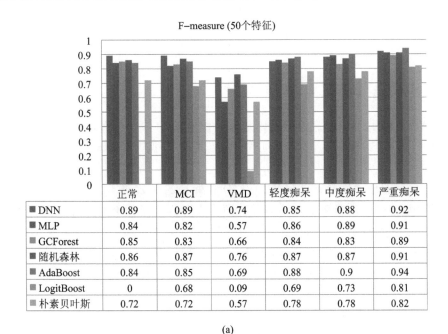

F-measure (50个特征)

	正常	MCI	VMD	轻度痴呆	中度痴呆	严重痴呆
■ DNN	0.89	0.89	0.74	0.85	0.88	0.92
■ MLP	0.84	0.82	0.57	0.86	0.89	0.91
■ GCForest	0.85	0.83	0.66	0.84	0.83	0.89
■ 随机森林	0.86	0.87	0.76	0.87	0.87	0.91
■ AdaBoost	0.84	0.85	0.69	0.88	0.9	0.94
■ LogitBoost	0	0.68	0.09	0.69	0.73	0.81
■ 朴素贝叶斯	0.72	0.72	0.57	0.78	0.78	0.82

(a)

F-measure(前32个特征)

扫码查看彩图

	正常	MCI	VMD	轻度痴呆	中度痴呆	严重痴呆
■ DNN	0	0.78	0.75	0.81	0.88	0.9
■ MLP	0.71	0.75	0.54	0.84	0.86	0.88
■ GCForest	0	0.76	0.67	0.69	0.71	0.82
■ 随机森林	0.67	0.75	0.75	0.84	0.88	0.89
■ AdaBoost	0.65	0.73	0.71	0.83	0.87	0.89
■ LogitBoost	0	0.66	0.09	0.68	0.71	0.78
■ 朴素贝叶斯	0.68	0.7	0.59	0.78	0.77	0.79

(b)

图 1-8 分类器的 F-measure 评分

模态和多尺度深度神经网络来区分 AD 患者。他们在识别轻度认知障碍(MCI)的个体中获得了 82.4% 的准确性。Nicola 等探讨了深度神经网络在解决多分类问题中的性能表现,包括 HC、AD、MCI 和 cMCI 四个类别。然而,由于样本较少(240 个受试者的训练集和包括 500 个真实和模拟受试者的混合群组的测试集),所以准确度较低,仅为 38.8%。Dolph 等使用从结构 MRI 中提取的新颖纹理和其他相关特征研究了阿尔茨海默病(AD)的多类别深度学习分类。他们的分类准确率分别为 51.4% 和 56.8%。

1.5　本章小结

1.5.1　总　结

随着 AI 技术的发展，智慧医疗逐渐进入传统医疗的方方面面，在智能导诊、疾病风险管理、语音电子病历、影像辅助诊断、医疗机器人、药物挖掘与临床试验等众多垂直领域得到应用。

本章开发并验证了诊断正常、MCI、VMD 和痴呆的新方法。结果表明，在三种特征选择方法中，信息增益特征选择算法最为有效。随机森林提高了所有诊断模型的整体性能。在 6 个分类诊断模型中，朴素贝叶斯算法表现最好（分类正确率＝0.81，精确率＝0.82，召回率＝0.81，F‐measure＝0.81）；对于正常（敏感性＝0.84，特异性＝0.94）、MCI（敏感性＝0.62，特异性＝0.93）、VMD（敏感性＝0.72，特异性＝0.93）和痴呆（敏感性＝0.92，特异性＝0.95）的筛选结果良好。

提出了基于深度学习的 DNN 模型，用于辅助医生进行分类诊断阿尔茨海默病。对 Accuracy 结果进行测评时，选用 50 个特征（测试问题），DNN（Accuracy＝88.23％）相较选用的其他算法，分类正确率最高，其次是 RandomForest（Accuracy＝86.44％）和 AdaBoost（Accuracy＝86.29％）；选用 Top32 个特征（测试问题）时，DNN（Accuracy＝82.86％）相较选用的其他算法，分类正确率最高，其次是随机森林（Accuracy＝80.18％）和 AdaBoost（Accuracy＝78.84％）。DNN 算法的分类正确率较其他算法更高一些。

1.5.2　展　望

将人工智能技术应用在医疗领域，可以很好地解决供需以及成本的问题，同时提升整体效率，对重大疾病进行早诊早治，降低医疗成本。然而医疗 AI 仍面临一些困难，其模型的准确性、鲁棒性、泛化性都需要提升；数据孤岛与安全问题仍然需要关注；国家尚未出现相关法律法规监管人工智能；未来政策具有一定的不确定性。各方对数据的贡献值难以界定，数据存在共享问题。针对人工智能本身而言，需要明确 AI 与医生、医院及患者关系，解决 AI 角色及可能出现的伦理问题。目前，AI 功能还较为单一，缺乏完整的系统解决方案，无法满足医学的全流程、多病种的复杂需求。另外，它在行业法规、标准、物价体系方面需要更多协调。

传统的机器学习往往只需要跟设备和代码打交道，而阿尔茨海默病诊断模型的研发需要经常和医生沟通，把医生的思路不断地模拟成代码。其中的很多思路和方法都无法从论文里面得来，和医生的协作往往是 AI 研究人员需要具备的能力。从数据中寻找优化模型思路的能力，即问题解决能力。医学诊断数据，每个医院都不完全一样。很多时候，甚至每个病种的数据都没有前人的工作可参考。这就需要我们花大量的时间泡在数据里面，寻找数据里面的规律，来优化模型。控制好数据敏感性，防止乱输入，乱输出，以此控制效果。在每次接触的数据不同，判断思路都不同的情况下，能迅速地找到解决问题的办法，能够抽象出标准、实用新框架。机器学习是"法"，深度学习是"术"，研究中不能太痴迷于工具，而忽略问题的本质。

第 2 章 深度学习算法研究及其在心血管疾病患者中的应用

2.1 心血管疾病研究概述

2.1.1 研究背景及意义

心血管疾病是世界上发病率和死亡率最高的疾病之一。2019 年全球约有 1 860 万人死于各种心血管疾病,其中约有一半死于冠心病(Coronary Heart Disease, CAD)或心力衰竭。在我国,人口老龄化问题逐渐显露,因 CAD 死亡的人数不断增加。尽管依靠先进的医疗技术,在过去几十年中 CAD 的死亡率显著下降,但仍有部分患者存在着治疗不足或者治疗过度的问题。CAD 严重威胁着人类的生命健康,同时也给患者带来了很多不利的影响。因此,如何借助现代化技术为 CAD 的治疗提供帮助已成为刻不容缓的问题。

随着医学技术的飞速发展,MPI 放射性药物的使用使得在活体内研究 CAD 的几种病理机制成为可能。CAD 的诊断主要是基于医学影像和患者的各种指标,医生使用医学成像技术来评估患者的心脏和周围环境是否存在异常,以便提出治疗计划。显然,MPI 定量分析结果对于医生的判断是非常重要的。医生能够根据患者影像和 MPI 定量分析结果进行综合分析,为心脏病患者制定更完善的治疗方案。与其他图像相比,MPI 成像具有一定的特殊性。首先,每个人的心脏形态千差万别,尤其是病变的组织结构差异性更大。其次,心肌灌注显像存在着伪影问题,这些伪影会影响成像的质量,给临床参数的计算造成不小的影响。最后,在整个心脏周期中可以收集数千张图像,如果仅使用传统的从影像医生处读取患者影像进行分析和诊断的方法,很难获取图像中更多的隐藏信息。并且巨大的工作量会导致医生劳累,增加医生工作压力。因此,快速、精确的 MPI 影像自动分割方法将帮助医生更好地进行心血管疾病的诊断。

MPI 的定量分析主要依赖于左心室模型的设置和采样参数的准确性。通常采样参数的获取需要在分割的左心室心肌上确定,分割结果会直接影响后期 3D 建模效果和计算临床参数的准确性。由于临床参数在医生诊断疾病和后续治疗中起着非常重要的指导作用,因此对分割算法提出了更高的标准,希望实现高度准确的自动分割算法。此外,如何合理设置采样模型,对于消除间隔壁伪影也是一个关键问题。目前常用的商业软件是将左心室模拟为一个半球和圆柱的三维混合体,或者将左心室视为一个椭圆体。然而,左心室本身并不是一个标准的三维结构。因此如何将后图像处理技术与 MPI 影像技术紧密结合,从海量数据中准确获取左心功能指数,提高定量分析准确性,协助医生制订治疗计划以及提高诊断效率成为一个研究重点。

2.1.2　国内外研究现状

　　长期以来,核医学在对已知或可疑冠状动脉疾病的非侵入性评估中发挥着重要作用。单光电子发射型计算机断层成像(SPECT Single Photo Emission Computed Tomography)的发展改进了对心肌灌注的评估,而心电门控技术的使用可以准确测量室壁运动、射血分数和心室容量。使用 SPECT 扫描系统可以在一次成像过程中测量心脏功能参数。这些成像技术的最新进展不仅提高了图像质量,而且提高了临床相关冠心病诊断的敏感性和特异性。然而,当使用高级图像数据后处理技术时,可能会出现意想不到的伪影。因此,需要密切关注处理技术和图像解释的细节,以确保心肌灌注研究中的高质量诊断。

　　近年来,伪影的消除工作主要在图像采集过程中和图像重建的后处理中,在此主要的研究工作是依靠图像的后处理技术,重建心脏三维图像以消除间隔壁伪影。目前,大多数 MPI 定量分析软件在提取左心室心肌灌注时将左心室视为一个三维混合体,并提取标准数量的纵向和纬向等距心肌灌注样本,而不考虑左心室大小。ECToolbox 是常用的 MPI 定量分析工具之一。它在提取三维心肌计数分布时将其分为两部分:使用球面坐标系对心尖进行采样,使用柱坐标系对其余部分采样。在该方法中,当识别基底位置时,左心室瓣膜平面被检测为两个相连的平面:一个垂直于左心室外侧半部的左心长轴,以及一个倾斜的左心间隔壁平面。该软件的优点是其定性判断与左心数据更加一致。MPI Quantification Toolbox 是另一种类似于 ECToolbox 采样模型和采样过程的 MPI 定量分析工具。在定量灌注过程中,使用模板采样对心肌进行采样:假定左心室心尖为半球形,其余为圆柱形。Faber 等人在连续门控 SPECT 心肌灌注连续变化研究中增加了自动图像对齐操作。该方法的优点是可以提高心尖和基底选择的一致性,优化量化结果。Zhou 等人验证了序列门控 SPECT 图像的自动对齐操作,证明了此操作改善了序列门控 SPEC 左心室机械异步性的功能,并指出这一改进是通过在连续图像之间选择一致的心尖和基底位置来实现的。MPI Quantification Toolbox 和 ECToolbox 虽然能在一定程度上反映心肌缺血情况,但在采样过程中不能准确识别间隔壁基底位置。在采样过程中,膜部结构引起的放射性缺损很容易在靶心图上被认为是瘢痕区域,这个瘢痕区域很难被确定为是心肌缺血还是间隔壁伪影。

2.1.3　主要研究内容

　　本章主要针对 MPI 靶心图上间隔壁伪影问题展开研究:首先,将 DP 算法生成的形状先验融入一种融合 3DV - Net 和形状变形模块的网络中,旨在获取一种自动、准确、快速的分割方法以获取采样参数。然后,基于上述的采样参数,利用改进的模板采样方法对左心室进行采样,得出患者心肌缺血情况以辅助医生对 CAD 的评估。同时,本章我们对分割模型和采样模型的性能进行了评估,证明消除方法的准确性和健壮性。

1. 主要研究内容

　　具体研究内容可以分为以下四个部分:

　　(1)左心室分割模型的选择和研究。在 MPI 定量分析过程中,设置准确的相关参数(心尖、基底、中心和径向范围)是避免伪影和确保临床参数有意义的关键目标之一。先对目前常用的深度学习分割方法进行了研究和分析(如全卷积网络、循环神经网络、U - Net 和 V - Net),提出了一种结合先验知识的复合网络,该网络包含 V - Net 和形状变形模块。

（2）左心室分割结果的质量评估。分割结果的准确性对左心功能的评估有很大影响。采用医学图像官方评价指标，如 DSC 和 HD，评价不同分割模型的效果，并使用分割结果计算临床参数，如心肌体积、左心射血分数（Left Ventricular Ejection Fraction，LVEF）、收缩末期容积（End - Systolic Volume，ESV）和舒张末期容积（End - Diastolic Volume，EDV），分析 DP - ST - V - Net 计算左心功能指数与金标准以及专业软件之间的相关性。

（3）采样模型的选择和研究。相关研究证明，同一患者数据使用不同的商业化软件计算的临床指标具有一定的差异性。对一些常用的商业化软件，如 ECToolbox 和 MPI Quantification Toolbox 进行了深入研究，了解各软件采样模型的设置和原理，总结各软件的优缺点，对比其评估心功能参数的准确性。

（4）基于模板采样算法的质量评估。使用相同数据比较不同采样模型是否能准确识别心肌缺血情况和严重程度，探讨所提出的采样模型在 CAD 诊断中的临床意义。

2. 创新点

（1）提出了一种新的深度学习方法，通过自动分割左心室心肌区域，获取可靠的左心室功能指数。该方法首先使用一种融合 V - Net 和由空间变换网络（Spatial Transform Network，STN）实现的形状变形模块的分割方法对心内膜、室中心、心外膜进行分割。然后通过 DP 算法生成的心肌轮廓作为形状先验，优化整个网络。

（2）在分割的左心室图像中，根据室中心轮廓上的灰度值变化规律确定间隔壁基底和侧壁基底位置，为采样模型提供采样角度和采样位置。

（3）基于模板采样方法开发并验证新的采样模型，以消除间隔壁伪影。

2.2　相关理论基础和实验准备

MPS 目前被广泛应用于冠心病患者的无损诊断中。借助于其定量分析，医生能够从 SPECT 影像和其初步给出的定量结果中获得患者体内的心肌血流情况。因此，在开展研究工作之前，对左心室解剖结构以及 SPECT 影像成像特点的了解是必不可少的。特别值得注意的是，左心室心肌分割是本研究应用中重要的一步。而基于深度学习的方法擅长从复杂的图像特征中识别有效信息，能够准确用于感兴趣特征的提取。为了给接下来的左心室心肌分割任务提供有效的方法，本章同时讲述了深度学习的基础理论。

2.2.1　心脏解剖学知识和临床成像

1. 核素心肌灌注成像原理

从 2003 年开始，美国心脏协会将核素 MPI 作为 CAD 的主要诊断方法之一。大量证据表明，MPI 在 CAD 风险等级评估、临床治疗方案管理、疗效评估和预后评估等方面中起着重要作用。

MPI 利用正常或功能性心肌细胞选择性摄取某些核素或标记化合物，应用 γ 相机或 SPECT 进行心肌平面或断层成像。心肌对灌注显像剂的摄取取决于两个因素：灌注心肌的血流量和心肌活性。心肌血流量越多，心肌对显像剂的摄取就越多；反之，摄取就越少。断层图像沿着左心室的解剖轴被重建成多个截面，并且每个区域都对应于相应的冠状动脉区域。图 2 - 1 所示为心脏短轴、水平面长轴和矢状面长轴的截面位置。短轴投影是左心室的横向断层切片，从心尖部分，穿过心腔的中间，扫到底部。

2．左心室 17 分区结构

以往，不同扫描成像方式使用不同的分区方法，有些心脏成像方式会将左心室分为 20 或者 16 分区，这给临床检查和心脏疾病的研究带来了很多不便。为方便进一步进行心脏疾病的研究，美国心脏协会在 2002 年建议将左心室统一划分为标准的 17 个分区，较之前的 16 分区法，新增心尖部分，如图 2－2 所示。17 分区方法更符合左心室的解剖结构，也更接近心脏临床超声和 MPI 扫描等方法。

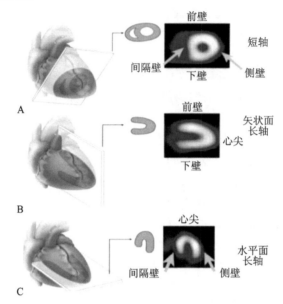

图 2－1　短轴、水平面长轴、矢状面长轴切面位置的 MPI 影像

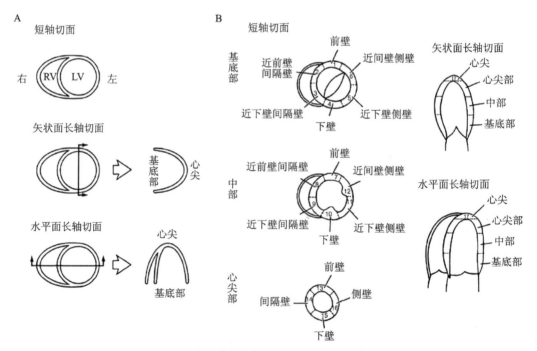

图 2－2　左心室标准切面及左心室分区示意图

极坐标图是左心室的三维重建,它的含义是一幅图像中包含整个心脏的相对放射性药物的分布。它们呈圆形,类似于一个目标,因此也被称为"靶心图",如图 2 - 3 所示。代表灌注的放射性药物摄取显示在彩色标尺上,左心室心尖部占据靶心图的中心,而心脏的基底区域由靶心图的最外面的圆圈表示。重建这些图像的程序后,还可以将图像与数据库中相同年龄和性别的正常人的数据进行比较,然后对摄取减少的区域进行百分比量化。灌注缺陷可以通过缺损区域的像素数和正常灌注区域的像素数来量化。为了更加直观地对比不同采样模型结果,反映心肌供血区域情况,使用不同程序处理同一例患者数据,并以靶心图结果作对比。MPI Quantifica-

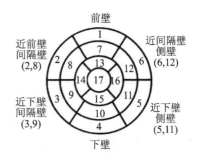

图 2 - 3　影像学左室分区靶心图

tion Toolbox 和 ECToolbox 都按照临床影像学检查的左室划分法,通过选择统一的标准左室切面,把左室分成 17 个分区,以对比心肌病变位置。

2.2.2　深度学习基础理论

随着医疗技术的进步,医学影像逐步进入大数据时代,计算医学应运而生。人们需要提取这些生物医学大数据中包含的有效信息来推动精准医疗的发展。在深度学习兴起之前,传统的机器学习技术,如基于模型的方法(如主动形状和外观模型)和基于图谱的方法已经被证明在心脏图像分割中具有良好的性能。但是,它们通常需要特定任务下具体的先验知识或者特征工程才能得到不错的分割精度。相比之下,深度学习作为一个前沿的机器学习分支,可以从原始数据中自动学习复杂的、健壮的特征,而不需要进行特征工程。本节将介绍深度学习包含的基础知识,为后文深度学习模型的构建做好基础工作。

1. 神经网络结构

深度学习是机器学习的一部分,它的灵感来自人脑中的神经元:人脑中有数千万个神经元,它们之间有超过十万个连接。这种深度学习方法被称为人工神经网络。如图 2 - 4 所示,神经网络主要是由输入层、隐藏层和输出层组成。每一层由几个神经元组成,隐藏层可能由多个层组成。不同的任务类型,输出层的神经元数量不同。例如,在二分类问题中,输出层有两个神经元,每个神经元代表属于某一类别的概率。

以隐藏层中的一个神经元为例,说明神经元的计算方法,如图 2 - 5 所示。神经元的计算公式如下:

$$y = f\left(\sum_j w_{ij} \times x_j\right) \tag{2-1}$$

其中,x_j 是神经元的第 j 个输入,y 是神经元的输出,w_{ij} 是第 i 个神经元和第 j 个输入的权重,f 是对神经元的输出执行非线性变换的激活函数。其中,常用到的激活函数有 Sigmoid、Tanh、Relu 以及 Leaky Relu 函数等。

传统神经网络以矢量形式在网络中进行传输,这样会破坏相邻像素之间的相关信息,而卷积神经网络(Convolutional Neural Networks, CNN)则可以充分利用像素之间的相关信息。图 2 - 6 所示为常见的卷积神经网络结构。

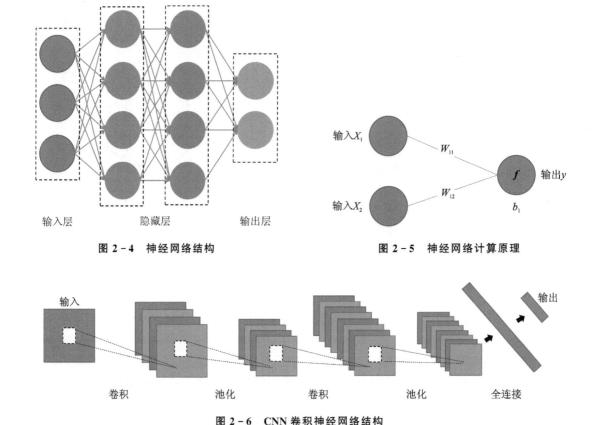

图 2-4　神经网络结构　　　　　　　　图 2-5　神经网络计算原理

图 2-6　CNN 卷积神经网络结构

2. CNN 结构的组成

CNN 的架构由多个层(或所谓的多个块)组成。下面将详细描述 CNN 架构中的每一层，以及各层功能。

(1)卷积层:在 CNN 架构中,最重要的组件是卷积层。它由一组卷积滤波器(所谓的核)组成。它表示 N 维的输入图像与这些滤波器进行卷积,以生成特征图。

(2)池化层:池化层通常在卷积层后面,通过下采样来降低卷积层输出的特征向量,同时改善结果(不易出现过拟合)。换句话说,这种方法会缩小大尺寸的特征图以创建较小的特征图。同时,它在池化阶段保留了每一步中的主要特征信息(或功能)。它与卷积操作的方式类似,在执行池化操作前,需要先分配步长和内核的大小。最常用的池化方法是平均池化(Average Pooling)、最大池化(Max Pooling)和全局平均池化(Global Average Pooling)。图 2-7 所示为这三种池化操作。

有时候,CNN 的整体性能会因为池化操作而降低,因为这一层帮助 CNN 确定输入图像中是否有特征向量,但只专注于确定该特征的正确位置。因此,CNN 模型易遗漏相关信息。

(3)激活函数:在所有类型的神经网络中,激活函数(非线性)会将网络的输入映射到输出,它是所有类型激活函数的核心。输入值是通过计算神经元输入及其偏差(如果存在)的加权总和来确定的。这意味着激活函数通过创建相应的输出来确定是否参照特定的输入来激发神经元。

在 CNN 结构中,在所有带权重的层(所谓的可学习层,如全连接层和卷积层)之后需要使

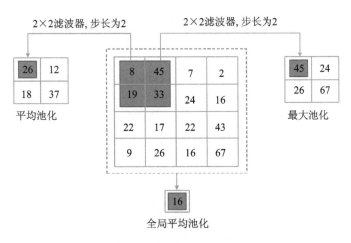

图 2-7　三种常用的池化方法

用非线性激活层。激活层的这种非线性性能意味着从输入到输出的映射将是非线性的。此外,激活层使 CNN 能够学习非常复杂的事情。激活功能还必须具有区分能力,这是一个极其重要的特征,因为它允许使用误差反向传播来训练网络。

　　(4) 全连接层:该层通常位于每个 CNN 结构的末尾。在这一层内,每个神经元都与上一层的所有神经元相连,即所谓的全连接方法。它被用作 CNN 分类器,因为它是一种前馈人工神经网络,所以它遵循传统多层感知器神经网络的基本方法。全连接层的输入来自最后一个池化层或卷积层。全连接层的输出代表最终的 CNN 输出,如图 2-8 所示。

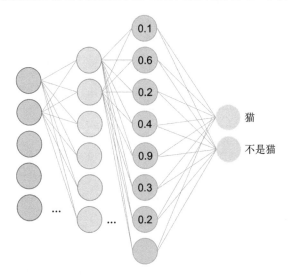

图 2-8　全连接层

　　(5) 损失函数:神经网络最终分类是从输出层实现的,输出层代表 CNN 体系结构的最后一层。在输出层需要使用损失函数来计算 CNN 模型中训练样本产生的预测误差。这个误差揭示了金标准和模型输出之间的差异。损失函数使用两个参数来计算误差,CNN 的输出(预测值)是第一个参数,金标准(标签)是第二个参数。常用的损失函数有 Cross-Entropy、Softmax、Euclidean 以及 Hinge。

3. CNN 的学习过程

CNN 的学习过程中主要包括两个问题：第一个问题是优化器（如 AdaDelta、Adagrad 和 Momentum 等）的选择，第二个问题是使用不同优化方法来提高模型的性能。

损失函数是所有监督学习算法的核心，它建立在大量可学习参数（例如偏差、权重等）和最小化误差（实际输出和预测输出之间的变化）的基础上。CNN 网络在训练过程中通常会选择基于梯度算法使学习模型尽可能接近训练目标。此外，网络参数会在每个训练周期中不断更新，并且网络还会在每个训练周期中寻找局部最优解，以便将误差降至最小。学习率定义为训练参数更新的步长，每经过一次训练，训练期间涉及的参数就会全部更新。

梯度下降或基于梯度的学习算法：为了使训练误差最小化，该算法在每个训练周期内重复更新网络参数。更详细地说，为了正确更新参数，需要通过对网络参数应用一阶导数来计算目标函数梯度。然后，在梯度的相反方向更新参数以减少误差。参数更新过程通过网络反向传播来实现，其中每个神经元的梯度被反向传播到上一层的所有神经元。该运算的数学公式如下：

$$W_{ij}t = W_{ij}t - 1 - \Delta W_{ij}t, \qquad \Delta W_{ij}t = \mu \times \frac{\delta E}{\delta W_{ij}} \qquad (2-2)$$

当前训练周期的最终权重用 $W_{ij}t$ 表示，前一个（$t-1$）训练周期的权重用 $W_{ij}t-1$ 表示，学习率为 μ，预测误差为 E。

4. CNN 的训练

CNN 的训练过程可以被认为是不断优化权值以获得最小化损失函数的迭代过程。

神经网络训练依赖于前向传播算法和反向传播算法。前向传播是指从输入层到输出层的整个数据传输过程。在此过程中，神经网络对每个神经元的中间变量进行了逐次计算。反向传播是指神经网络参数优化的过程。根据前向传播计算的中间变量，采用梯度下降方法对神经网络参数进行更新。

对于一个隐藏层的神经网络，其反向传播算法如表 2-1 所列。

表 2-1　反向传播算法

隐藏层神经网络的反向传播算法
1. 将所有权重初始化为小的随机数；
2. 当停止条件为假时，执行步骤 3～10；
3. 对每个训练对（$(x_1, y_1) \cdots (x_n, y_n)$）执行步骤 4～9。
前向传播：
前向传播步骤
4. 每个输入单元（$X_i, i=1,2,\cdots,n$）接收输入信号 x_i，并将此信号发送到上述层中的所有隐藏单元；
5. 每个隐藏单元（$Z_j, j=1,2,\cdots,p$）使用以下公式计算输出，并将其传输到输出单元 $$Z_{jin} = b_j + \sum_{i=1}^{n} w_{ij} x_i$$ 该公式适用于激活函数 $Z_j = f(Z_{jin})$；
6. 计算每个输出单元的输出信号（$Y_k, k=1,\cdots,m$）： $$y_{kin} = b_k + \sum_{j=1}^{p} z_j w_{jk}, \quad y_k = f(y_{kin})$$
反向传播：
反向传播步骤

7. 对于训练模型的输入$(x_1, x_2, \cdots, x_n)$对应模型的输出$(y_1, y_2, \cdots, y_m)$,使$(t_1, t_2, \cdots, t_m)$成为模型的目标。对于每个输出,神经元计算网络误差δ_k为 $$\delta_k = (t_k - y_k) f(y_{kin})$$
8. 对于每个隐藏神经元,计算其误差信息项δ_j,同时使用上一步中获得的输出神经元δ_k,有 $$\delta_j = f'(z_{jin}) \sum_k^m \delta_k w_{jk}$$
9. 使用以下公式更新权重和偏差,其中 η 为学习率。 　　每个输出层$(Y_k, k = 1, 2, \cdots, m)$更新其权重$(J = 0, 1, \cdots, P)$和偏差: $$w_{jk}(\text{new}) = w_{jk}(\text{old}) + \eta \delta_k z_j, \qquad b_k(\text{new}) = b_k(\text{old}) + \eta \delta_k$$ 　　每个隐藏层$(Z_j, J = 1, 2, \cdots, p)$更新其权重$(i = 0, 1, \cdots n)$和偏差: $$w_{ij}(\text{new}) = w_{ij}(\text{old}) + \eta \delta_j z_i, \qquad b_j(\text{new}) = b_j(\text{old}) + \eta \delta_j$$
10. 实验停止条件。

2.3　基于动态规划先验知识的左心室分割方法

门控 MPS 显像评估左心室功能依赖于分割的准确性。目前的方法需要经验丰富的操作人员进行繁琐和主观的调整。本章提出了一种基于先验知识的新的深度学习方法,在心肌灌注 SPECT 显像中自动分割左心室心肌,获取采样参数,而无须人工干预。首先,我们使用 DP 算法粗略地确定 MPS 图像上的心肌轮廓,并作为形状先验信息,以提高模型性能和加速收敛。然后,使用形状先验和原图像作为 3DV - Net 的输入,进行左心室中心轮廓的提取。最后,利用形状变形模块根据先验知识对 V - Net 结果进行优化,提高分割的准确性。我们回顾性地调查了 75 例患者,使用所提出的方法与医生描绘的心肌轮廓进行了比较。该分割方法在心内膜、室中心、心外膜的平均 DSC 值均大于 0.95,HD 均小于 8 mm。这些结果有力地表明了本章所提方法在设置采样参数方面的可行性。

2.3.1　简　介

心肌灌注 SPECT 影像(Myocardial Perfusion SPECT,MPS)在对左心室进行定量分析时,需要先在心脏断层图像上对心内膜、室中心、心外膜进行精确的分割,进而计算得到相关功能指标。由于心脏的形状各异,目前还需要依赖医生的经验手动调整分割位置。因此,人们希望开发一种精准、可重复以及全自动的分割算法,以提高心功能指数计算的准确率。

目前常用的商业软件在提取心内膜和心外膜表面时,是通过识别最大心肌计数,然后应用经验标准差或阈值的高斯拟合来估计心肌轮廓的。但是经常有报道称,这种方法会在评估心肌体积时产生误差,尤其是在应用到小心脏的患者时,左心射血分数被高估,且在女性患者中误差更大。

深度学习能够自动学习数据潜在分布的高层次特征,并且有大量研究证明,它在分割任务上表现出了高效率和高精度等优点。近年来,它已经逐渐应用至医学图像分割领域中。Wang 等人使用一个多类 3D V - Net,在门控 MPS 图像中自动分割心内膜和心外膜,并计算相应的左心室容积。该模型对正常患者的心内膜、室中心、心外膜分割结果的 DSC 值分别为 0.907、

0.926、0.965。它的心内膜的 HD 值是 8.402 mm,心外膜是 8.631 mm。Wen 等人基于动态规划工具生成初步的数据集,然后人工调整误差较大的数据,再使用 U-Net 网络确定心肌轮廓。此模型在门控 MPS 图像上对心内膜、室中心、心外膜分割的平均 DSC 分别为 0.922 2、0.958 0、0.974 8,HD 值分别是 7.476 7 mm、7.791 1 mm、8.000 3 mm。研究证明,现有的深度学习方法在门控 MPS 图像中的分割精度还有待提升。可以选择的一种方法是将形状信息作为先验知识融入医学图像分割算法中。一个重要的原因是它可以减少模型分割潜在的输出空间,加快模型的收敛速度。但是现有的先验知识一般作为模型的输入,并且比较难获取。

本节的目的是:① 以 DP 算法生成的分割结果作为先验知识,开发并验证一种新的分割方法,以提高分割的准确性。① 在识别到的左心室中心轮廓上确定采样参数,为 2.4 节的采样模型提供采样角度和采样位置。

2.3.2　实验方法

本章所提出的左心室心肌分割流程如图 2-9 所示。该网络包含一个 V-Net 和 STN,被称为 DP-ST-V-Net。V-Net 用于对左心室心肌进行分割,STN 用于改善 V-Net 输出结果。DP 生成的形状先验用于限制分割结果的搜索空间并优化分割结果。

首先将 SPECT 图像和 DP 算法生成的先验形状作为 V-Net 模型的输入,产生初步的分割结果。然后将 V-Net 的输出结果作为 STN 的输入。同时,根据形状先验对 STN 进行微调。最后联合 V-Net 和 STN,训练整个网络 DP-ST-V-Net。

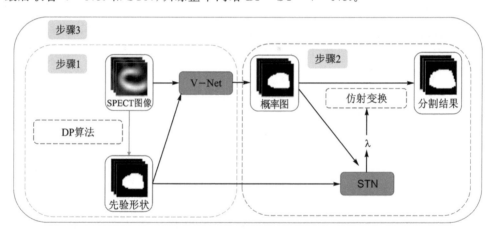

图 2-9　提出的 DP-ST-V-Net 的工作流程

1. 先验知识的获取

目前,形状先验信息的自动生成是一个比较困难的问题。即使获取,也可能不准确,会对模型产生误导。相比于一般方法,DP 算法将新的约束方法与基于 DP 的优化过程相结合。一方面,它在强调最大计数心肌轮廓轨迹上附近采样点之间的邻域关系时非常灵活;另一方面,如果过于强调邻域关系约束,最大计数心肌轮廓可能会被迫变成规则的圆形。它在门控 MPS 图像中对左心室心肌分割取得了不错的效果。因此,在本研究中使用 DP 算法生成的心肌轮廓作为形状先验,指导模型的优化。

2. 分割模型的构建——DP-ST-V-Net

本研究所使用的 DP-ST-V-Net 模型包含两个部分,即一个用于提取心肌轮廓的

3DV-Net 和一个改善 V-Net 输出结果的形状变形模块,如图 2-10 所示。

　　在本研究中所使用的 3DV-Net 是一个基于体积的深度学习网络,采用端到端的训练方式,如图 2-10(a)所示。该模型的输入为双通道三维图像,包含裁剪后的 SPECT 图像和基于形状先验的二值化掩膜,大小为 32×32×32×2。输出为左心室心肌轮廓概率图,与图像原始尺寸一样大,大小为 32×32×32。对大于 0.5 的概率图进行阈值分割,然后将之转化成二进制分割结果。其中,1 代表左心室心肌轮廓区域,0 代表背景。

扫码查看图 2-10 彩图

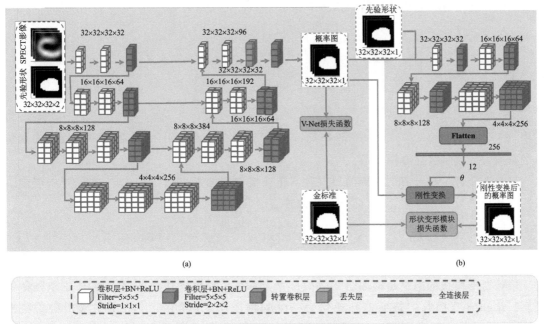

图 2-10　DP-ST-V-Net 模型

　　本研究所使用的 3DV-Net 包含一个用于提取图像数据潜在特征的编码器和一个用于恢复特征的解码器。每个卷积核的大小为 5×5×5,每个卷积层之后是批归一化层和 Relu 激活函数。编码器被分为多个阶段,每个阶段图像尺寸一样,包含 3 至 4 个卷积层。每个阶段的最后是步长为 2 的卷积操作,图像大小减半,通道数翻倍。下采样有利于在接下来的网络层中减小输入数据的尺寸,同时扩大特征的感受野范围。解码器中每个阶段的卷积转置层的步长为 2。因此,每个阶段处理完后图像的尺寸大一倍,通道数减半。此外,在最后一个卷积层之前加入了一个丢失层,以防止过度拟合。

3. 形状变形模块

　　虽然 DP 算法生成的分割结果大部分能够满足临床标准,但有一些门控 SPECT 图像轮廓并不能完全处于理想位置。特别是对于一些心脏病患者,他们的瓣膜平面不能使用 DP 算法精确生成。将 DP 生成的形状先验信息直接输入 V-Net 中会降低分割的准确性,影响模型性能。针对这个问题,在本研究中我们依据形状先验信息,使用形状变形模块限制 V-Net 的输出,细化输出结果。

　　加入形状变形模块的目的是依据形状先验信息将 V-Net 的输出结果与金标准对齐。本研究中使用的形状变形模块是由 STN 实现的。STN 的输入为双通道三维图像,包含 V-Net 的分割结果和形状先验。输出为非刚性仿射变换的 12 个参数。此外,在目标函数中以非刚性变换后分割的结果与真值之间的差异来优化分割模型的权值。

在提出的 DP-ST-V-Net 中,输入的 SPECT 图像表示为 S,DP 生成形状先验信息表示为 D,S 与 D 大小相同。金标准表示为 Y,V-Net 输出结果表示为 Y',刚性变换后的结果表示为 Y'',尺寸大小都为 $L \times W \times H$。V-Net 的输出结果 Y' 和形状先验 D 组成双通道图像作为 STN 的输入。然后经过 STN 网络输出仿射变换矩阵 λ 的参数(包含平移、剪切和缩放操作)。STN 进行仿射变换计算的公式如下:

$$\begin{pmatrix} x_i^s \\ y_i^s \\ z_i^s \end{pmatrix} = \lambda \begin{pmatrix} x_i^t \\ y_i^t \\ z_i^t \\ 1 \end{pmatrix} = \begin{bmatrix} \lambda_{11} & \lambda_{12} & \lambda_{13} & \lambda_{14} \\ \lambda_{21} & \lambda_{22} & \lambda_{23} & \lambda_{24} \\ \lambda_{31} & \lambda_{32} & \lambda_{33} & \lambda_{34} \end{bmatrix} \begin{pmatrix} x_i^t \\ y_i^t \\ z_i^t \\ 1 \end{pmatrix} = F_\lambda(Y_i''), \quad i \in [1, \cdots, L \times W \times H]$$

(2-3)

式中,(x_i^s, y_i^s, z_i^s) 表示为 Y' 中的像素坐标,(x_i^t, y_i^t, z_i^t) 表示为 Y'' 中的像素坐标,i 代表像素位置的索引,F_λ 表示放射变换函数。

经过非刚性变换计算的坐标为浮点数不能直接作为像素坐标。因此,在本研究中应用了三次样条插值计算采样坐标,并防止坐标位置溢出,即

$$Y_i'' = \sum_l^L \sum_w^W \sum_h^H Y_{lwh}' \max(0, 1 - |x_i^s - l|) \max(0, 1 - |y_i^s - w|) \max(0, 1 - |z_i^s - h|),$$
$$\forall i \in [1, \cdots, L \times W \times H]$$

(2-4)

形状变形模块的网络结构如图 2-10(b)所示。该模型包含几个卷积层,用于提取图像特征。Flatten 层将提取的特征信息转化为一维的特征向量,再由全连接层生成相应的转换矩阵。

4. 损失函数和优化

所使用的 DP-ST-V-Net 包含一个分割左心室心肌轮廓的 V-Net 网络和一个由 STN 实现的形状变形模块。为了优化各网络的权值和提高模型性能,在本研究中设置了三个相应的损失函数,如图 2-11 所示。

(1) V-Net 损失函数。为训练 V-Net 网络,在本研究中使用交叉熵损失函数最小化 V-Net 的输出 Y' 和真值 Y 之间的差异,如图 2-11 中的 Loss1。假设真值 Y 的激活函数为 V,则 V-Net 的损失函数为:

$$V = \mathrm{sigmoid}(Y_{lwh}), \quad L_{\text{V-Net}} = \sum_l^L \sum_w^W \sum_h^H (-Y_{lwh}' \log_2 V - (1 - Y_{lwh}') \times \log_2(1 - V)) + \|W_1\|_2$$

(2-5)

式中,W_1 代表 V-Net 网络中的所有权重,$\|W_1\|_2$ 代表 L_2 的正则化。

(2) 形状变形模块损失函数。因为 STN 网络输出的 12 个参数的金标准是未知的,所以在本研究中先使用 STN 输出的参数对 V-Net 的输出 Y' 进行刚性变换,再使用变换后的概率图 Y'' 与真值 Y 之间的差异微调形状变形模块的权值,如图 2-11 中的 Loss2。为了训练形状变形模块,使用另一个交叉熵损失函数最小化 Y'' 和 Y 之间的差异,即

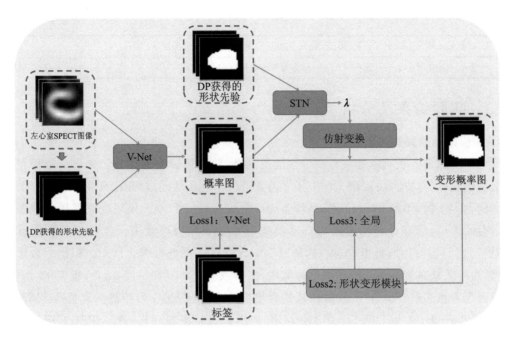

图 2 - 11　DP - ST - V - Net 中设置的损失函数

$$V = \mathrm{sigmoid}(Y_{lwh}) , \quad L_{\mathrm{Deformation}} = \sum_{l}^{L} \sum_{w}^{W} \sum_{h}^{H} (-Y''_{lwh} \log_2 V - (1-Y''_{lwh}) \times \log_2(1-V)) + \| W_2 \|_2$$

$$(2-6)$$

式中，W_2 代表形状变形模块的权重。

（3）全局损失函数。最后，为了训练全局网络，将 V - Net 网络和形状变形模块共同训练，如图 2 - 10 中 Loss3，损失函数为

$$V = \mathrm{sigmoid}(Y_{lwh}) \qquad (2-7\mathrm{a})$$

$$L_{\mathrm{Global}} = L_{\mathrm{V-Net}} + L_{\mathrm{Deformation}} =$$

$$\sum_{l}^{L} \sum_{w}^{W} \sum_{h}^{H} (-Y''_{lwh} \log_2 V - (1-Y''_{lwh}) \times \log_2(1-V) - \qquad (2-7\mathrm{b})$$

$$Y''_{lwh} \log_2 V - (1-Y''_{lwh}) \times \log_2(1-V)) + \| W_1 \|_2 + \| W_2 \|_2$$

同时，为了提高模型性能，还使用了多阶段训练策略，该策略如表 2 - 2 所列。在第一阶段，使用式（2 - 5）作为损失函数。形状变形模块被随机初始化，并且其权值固定，在此期间，只对 V - Net 网络进行优化。在第二阶段，使用式（2 - 6）作为损失函数，V - Net 权值固定，只训练形状变形模块。在第三阶段，使用式（2 - 7）作为损失函数。DP - ST - V - Net 进行联合训练。该模型在训练期间，使用 Adam 优化器优化网络结构，epoch 为 2 000，批大小为 8。

表 2 - 2　多阶段训练策略

DP - ST - V - Net 多阶段训练策略
1. Input：S，裁剪过的 SPECT 原始图像；Y，手动描绘的左心室心肌轮廓；e，训练时的 epoch。
2. Output：训练的 DP - ST - V - Net。
3. 设置 epoch 为 1～0.2e，使用式（2 - 5）作为损失函数训练 V - Net。

4. 设置 epoch 为 $0.2e \sim 0.3e$，使用式（2-6）作为损失函数训练形状变形模块。
5. 设置 epoch 为 $0.3e \sim e$，使用式（2-7）作为损失函数训练 DP-ST-V-Net。

2.3.3　实验结果及分析

1. 实验数据的采集和预处理

为评估所提出方法对左心室心肌分割的准确性，我们回顾性地调查了来自南京医科大学第一附属医院（江苏省人民医院）2014 年 3 月至 2017 年 8 月经过 SPECT 检查的 75 例患者（男 47 例，女 28 例，年龄 38～83 岁，平均年龄（62.18±11.67）岁。该研究获得了医院医学伦理委员会的许可，所有患者均被告知自己的病情并签署知情同意书。这些患者数据首先由 QPS 软件进行机器打分，再由专业心内科医生结合软件结果进行综合诊断。根据综合诊断结果，患者的心肌缺血被分为不同的程度。其中，正常或轻度 31 例，中度 32 例，重度 12 例。

每例患者在注射 Tc-99m 放射性药物后均接受了 8 帧 ECG 门控静息和负荷 SPECT 检查。因此，共获得150 组 8 帧 ECG 门控 MPS 数据。每帧图像获得一个 SPECT 图像。每个 SPECT 图像体积重建后的像素距离为 6.4 mm×6.4 mm×6.4 mm。

长轴切片相较于短轴切片能够更容易定位心尖和基底位置。因此，首先将 SPECT 图像体积沿纬度方向每隔 5.562 5°进行纵向切割，共生成 32 张 2D 图像，如图 2-12 所示。对于每张切片，将原始 SPECT 图像自动剪裁 32×32 个像素以减少背景区域。此外，对裁剪后的数据进行随机缩放、翻转、旋转等数据增强操作，以提高模型的泛化能力和稳定性。多个有经验的操作人员手工勾画所有数据的心内膜、室中心和心外膜轮廓，并由医生再次检查调整，这些数据作为金标准。

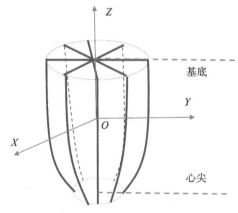

图 2-12　SPECT 图像被以纬度方向切割转化为长轴图像

在实验过程中，心内膜、室中心、心外膜轮廓是分开单独训练的。在实验期间，采用 5 折交叉验证模型的性能，每个轮廓需要训练 5 次。80% 的数据用于模型的训练，剩下的 20% 用于测试。每次训练中，训练集和测试集分别包含等比例轻、中、重三种严重程度数据，并且静息和负荷状态的数据也是等比的。为验证提出方法的有效性，每次实验使用相同的数据训练和测试不同模型。

2. 评价指标

左心室临床指标的计算,要求左心心肌轮廓分割有较高的精度。因此,先使用官方的评价标准,包括 DSC 系数和豪斯多夫距离,定量地展示该方法的准确性,评估模型分割性能。

DSC 是用来度量模型分割区域和金标准的重合程度的。若模型预测的区域用 Y' 表示,金标准区域用 Y 表示,则 DSC 系数的大小可以通过式(2-8)计算得出:

$$\text{DSC} = \frac{2 \, | o(Y') \bigcap Y|}{| o(Y')| + |Y|} \tag{2-8}$$

式中,$o(Y')$ 表示预测结果的二值化。在 DSC 计算过程中,区域面积的大小是通过统计区域内所涵盖像素点的多少来描述的。它的取值与两个区域的重合程度成正比,区域重合程度越高,DSC 越接近 1。

HD 是用来度量模型分割区域和金标准之间最短距离的最大值。HD 值越小,表示预测值和金标准之间越相似,即

$$\text{HD}(Y', Y) = \max(h(Y', Y), h(Y, Y')) \tag{2-9}$$

其中,函数 $h(A, B)$ 为

$$h(A, B) = \min(\max(\| a - b \|)), \quad a \in A, \quad b \in B \tag{2-10}$$

为了进一步衡量 DP-ST-V-Net 分割的准确性,还计算了 DP-ST-V-Net 基于分割结果的 ESV、EDV 以及 LVEF,并且将这些结果与基于金标准和专业商用软件(Emory Cardiac Toolbox 4.0)的结果进行了比较。

一般认为心肌心内膜表面区域为左心室心腔。心内膜在各时期最小容积和最大容积分别代表 ESV 和 EDV。在获得所有左心室心肌轮廓之后,采用 solid 几何方法计算 ESV 和 EDV,并使用式(2-11)计算 LVEF:

$$\text{LVEF} = \frac{\text{EDV} - \text{ESV}}{\text{EDV}} \tag{2-11}$$

此外,还计算了患者门控各时相(0,1/8,…,7/8)的心肌体积,并将其基于 DP-ST-V-Net 测量的左心室心肌体积的结果与金标准的结果进行了比较。通过皮尔逊相关分析评价 DP-ST-V-Net 计算心肌体积的准确性,并计算其相关系数 r 值和 P 值。r 值越接近 1,代表 DP-ST-V-Net 的准确性越高。$P < 0.05$ 时,被认为具有统计意义。同时,还绘制了 Bland-Altman 图,以显示 DP-ST-V-Net 与金标准之间体积测量的误差和误差与体积大小的关系。最后,以上述同样的方式,将 DP、V-Net、MC V-Net 和 DP-ST-V-Net 计算的 LVEF、ESV 和 EDV 分别与金标准和专业商用软件进行了对比分析。

3. 分割质量评估

表 2-3 所列为所有比较方法的结果。为验证 DP-ST-V-Net 的有效性,分别通过去除形状变形模块和形状先验信息实现两个基线模型,因此,得到一个单通道(SPECT 影像)输入的 V-Net 模型(V-Net),该模型去除形状变形模块和形状先验。另一个是双通道(SPECT 影像和形状先验)输入的 V-Net 模型(MC-V-Net),此模型去除形状变形模块。在训练过程中,使用式(2-5)作为 V-Net 和 MC-V-Net 的损失函数。在实验过程中,DP-ST-V-Net、V-Net 和 MC-V-Net 使用相同的 V-Net 结构。这几种分割方法对 75 例患者心内膜、室中心、心外膜分割的 DSC 和 HD 结果如表 2-4 所列。

表 2 - 3　不同分割方法实验结果比较

方　法	作　者	患者类型	DSC			HD/mm		
			Endo	Myo	Epi	Endo	Myo	Epi
3D V - Net	Wang	对照人群	0.907	0.926	0.965	8.402	N/A	8.631
		患病人群	0.910	0.927	0.965	8.384	N/A	9.310
3D U - Net	Wen	所有被试	0.922 2	0.958 0	0.974 8	7.476 7	7.791 1	8.000 3
DP - ST - V - Net		所有被试	0.957 3	0.982 1	0.990 3	6.752 9	7.250 7	7.612 1

表 2 - 4　75 例患者使用 DP、V - Net、MC - V - Net 和 DP - ST - V - Net 分割方法测得的平均 DSC 值和 HD

评估指标	方　法	心内膜	心　肌	心外膜
DSC	DP	0.804 3 ± 0.126 5	0.915 1 ± 0.074 1	0.934 5 ± 0.037 5
	V - Net	0.925 8± 0.027 3	0.942 0 ± 0.017 1	0.963 3 ± 0.011 9
	MC - V - Net	0.934 7± 0.026 4	0.971 6 ±0.014 8	0.984 5 ± 0.010 9
	DP - ST - V - Net	0.957 3± 0.024 4	0.982 1 ± 0.013 7	0.990 3 ± 0.004 1
豪斯多夫距离（Hausdorff Distance, HD/mm）	DP	8.413 8 ± 4.933 7	9.051 2± 5.597 8	9.320 1± 5.844 3
	V - Net	7.573 2± 3.682 4	7.951 4± 3.566 3	8.243 9± 4.801 3
	MC - V - Net	6.849 3± 2.881 5	7.419 0± 3.246 2	7.859 6± 3.140 5
	DP - ST - V - Net	6.752 9± 2.733 4	7.250 7± 3.195 2	7.612 1± 3.013 4

　　DP - ST - V - Net 对不同心肌缺血程度的 MPS 数据进行分割，实验结果见表 2 - 5。三种类型心肌缺血严重程度的 DSC 平均值大于 0.95，HD 值小于 8 mm。这些结果证明了所提出的 DP - ST - V - Net 模型比基线模型具有更好的性能。

表 2 - 5　不同心肌缺血程度的心内膜、心肌和心外膜 DP - ST - V - Net 的平均 DSC 和 HD 值

评估指标	严重性	心内膜	心　肌	心外膜
DSC	健康被试或轻症患者	0.958 2 ±0.021 6	0.984 6 ± 0.011 4	0.991 5 ± 0.003 4
	中度患者	0.957 1 ± 0.022 3	0.985 4 ± 0.013 8	0.989 4 ± 0.004 5
	重症患者	0.956 3 ± 0.025 1	0.982 1 ± 0.016 9	0.987 2 ± 0.006 3
HD/mm	健康被试或轻症患者	6.685 5 ±2.443 8	7.241 2 ±3.017 4	7.536 0 ±2.754 3
	中度患者	6.722 1 ± 2.649 2	7.239 2 ± 3.214 6	7.647 3 ± 2.949 2
	重症患者	6.785 9 ± 2.843 0	7.272 1 ± 3.226 4	7.687 8 ± 3.127 7

　　图 2 - 13 显示了一例中度疾病患者在 4 个不同门控相位中的分割结果，每个门控相位中选取同一位置切片。前两行分别为负荷和静息状态期间 4 个门控相位下手动勾画的心肌轮廓，后两行为 DP - ST - V - Net 的分割结果。分别选取轻度或正常、中度和重度疾病患者各一例，将四种分割方法、原图像和金标准在静息和负荷下的分割结果显示在图 2 - 13 中。图 2 - 14 从左到右依次是一例轻度或正常、一例中度、一例重度疾病患者。第 1 行为 SPECT

原图像;第 2 行为金标准;第 3 行为通过 DP 算法获得的心肌轮廓;第 4～6 行分别为 DP、DP -
ST - V - Net、MC - V - Net 和 V - Net 获得的心肌轮廓。

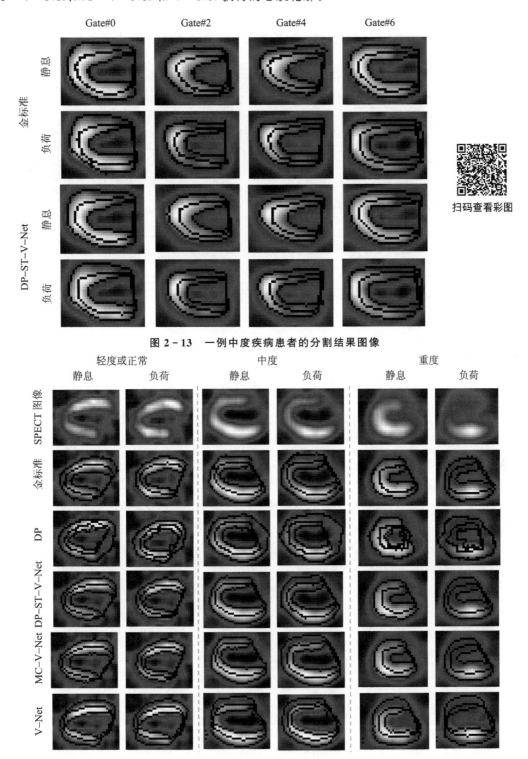

图 2 - 13　一例中度疾病患者的分割结果图像

图 2 - 14　左心室心肌分割图像

图 2-15 比较了一例患者在一个心动周期内,金标准分别与四种分割方法计算的左心室体积的相关变化。使用 DP-ST-V-Net 分割结果测得的心肌体积为 169.58 cc,相比金标准结果测得的 170.75 cc,低估了 0.685%。与其他三种分割方法相比,DP-ST-V-Net 与金标准结果更加一致,能够更加准确地反映心肌体积变化。值得注意的是,以同种方式比较了其他病人的数据,实验结果与其类似。

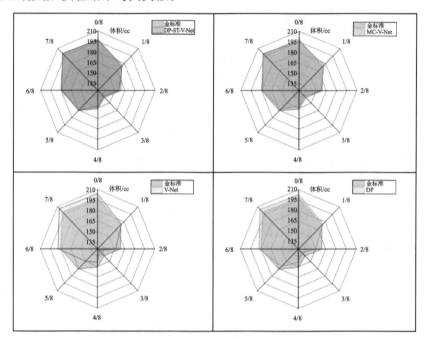

扫码查看
图2-14彩图

扫码查看
图2-15彩图

**图 2-15   比较一个患者使用四种分割方法在不同时相测量的
左心室心肌体积与金标准测量的心肌体积的相关变化**

在本实验中,在不同时期间对 DP-ST-V-Net 与金标准测得的左心室体积进行了相关性分析,计算的 r 值如图 2-16 所示。每个时相的 r 值都大于 0.92,P 值小于 0.001,表明 DP-ST-V-Net 与金标准测量的左心室体积之间存在显著的线性相关。DP-ST-V-Net 与金标准在 gate0 和 gate3 中进行的相关性分析如图 2-17 所示,相对应的左心室体积的相对误差被绘制为 Bland-Altman 图。所有患者在各时相中计算的左心室心肌体积与真值之间

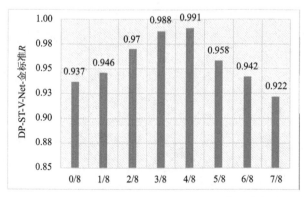

图 2-16   DP-ST-V-Net 与金标准测量左心室心肌体积在各时相计算的 r 值

的平均相关系数为 0.956±0.024，平均相对误差为(−0.87±2.31)%。所有时相测量的体积大小与体积误差之间的平均相关系数是 0.187(P=0.262)。

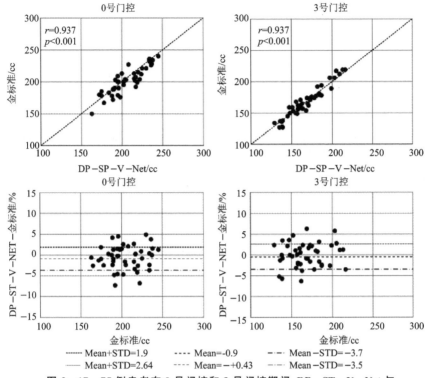

图 2-17　75 例患者在 0 号门控和 3 号门控期间，DP-ST-V-Net 与金标准测得的左心室心肌体积的相关性分析

　　为验证 DP-ST-V-Net 模型评估临床参数的可行性，利用分割结果计算 LVEF、ESV、EDV，进行相关性分析，并与金标准及商业软件结果进行比较，如表 2-6 所列。图 2-18 分别展示了四种分割方法与金标准和专业软件之间的 LVEF 相关分析的结果。比较 r 值，DP-ST-V-Net 与金标准和专业软件的相关性较好。DP-ST-V-Net 与金标准有很强的相关性(r=0.920，P<0.001)，也与专业商业软件有很强的相关性(r=0.799，P<0.001)。如图 2-19 所示，对于 LVEF，DP-ST-V-Net 与金标准之间具有很强的相关性(对于男性 LVEF，P=0.913；对于女性 LVEF，P=0.914)。此外，如图 2-20 和图 2-21 所示，使用相同的方法在 EDV 和 ESV 进行了类似的研究。

表 2-6　不同心肌缺血患者数据的临床参数相关 r 值

相关性 r 值	严重性	LVEF	ESV	EDV
DP-ST-V-Net 金标准	正常或轻症	0.924 3	0.960 4	0.954 3
	中症	0.922 1	0.957 7	0.951 2
	重症	0.917 8	0.960 1	0.951 4
DP-ST-V-Net-商业软件	正常或轻症	0.814 4	0.865 4	0.934 7
	中症	0.801 5	0.86	0.931 6
	重症	0.784 33	0.863 2	0.932 4

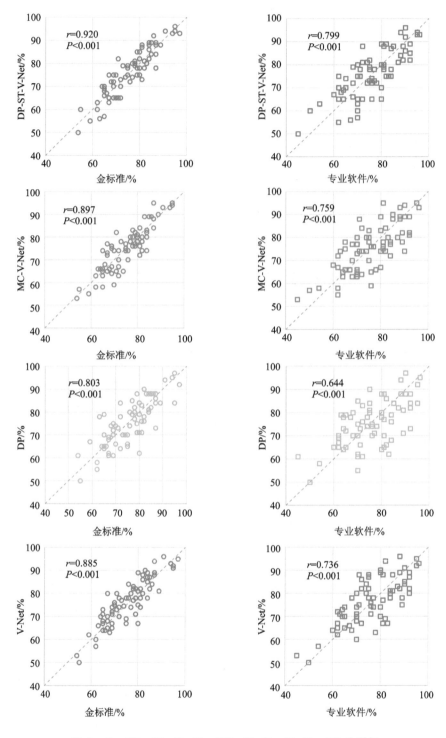

图 2 - 18　DP - ST - V - Net、MC - V - Net、V - Net、DP 分别与
金标准和专业软件之间计算的 LVEF 的相关性分析

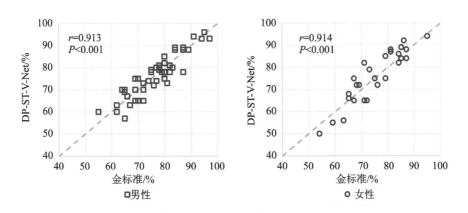

图 2 - 19　DP - ST - V - Net 和金标准计算 47 例男性和 28 例女性的 LVEF 的相关性分析

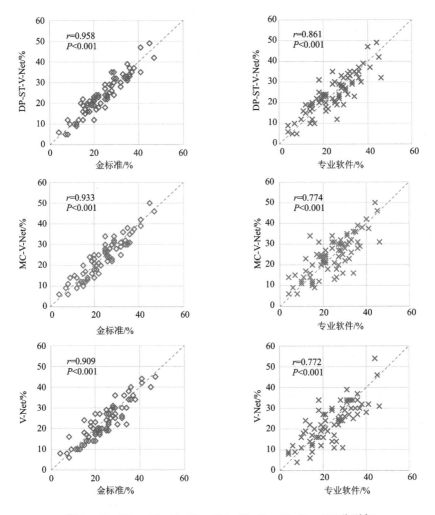

图 2 - 20　DP - ST - V - Net、MC - V - Net、V - Net、DP 分别与
金标准和专业软件之间计算的 ESV 的相关性分析

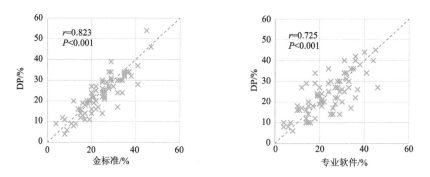

图 2 - 20　DP - ST - V - Net、MC - V - Net、V - Net、DP 分别与
金标准和专业软件之间计算的 ESV 的相关性分析(续)

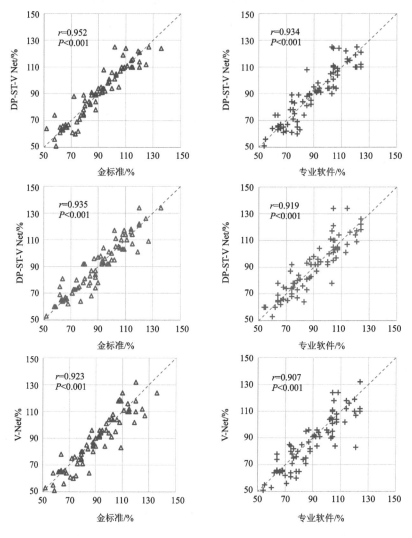

图 2 - 21　DP - ST - V - Net、MC - V - Net、V - Net 和 DP 分别与
金标准和专业软件之间计算的 EDV 的相关性分析

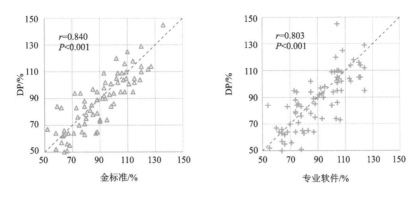

图 2 - 21　DP - ST - V - Net、MC - V - Net、V - Net 和 DP 分别与
金标准和专业软件之间计算的 EDV 的相关性分析（续）

图 2 - 22 中,75 项负荷 MPI 数据中瘢痕负荷的皮尔逊相关系数为 0.972;对于静息 75 个 MPI 数据,静息瘢痕负荷的皮尔逊相关系数为 0.958,两个数据均具有统计学意义。

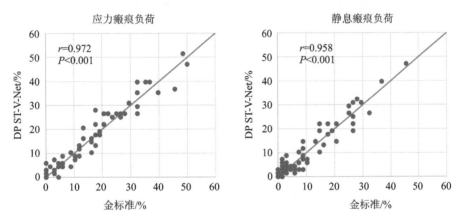

图 2 - 22　DP - ST - V - Net 法计算瘢痕负荷与金标准的相关性分析

4. 实验结果分析

（1）模型性能分析。我们所提出的方法在心脏 SPECT 图像中为左心室分割的轮廓与金标准有很好的一致性。如表 2 - 3 所列,DP - ST - V - Net 描绘的心肌轮廓的平均 DSC 值均大于 0.95,HD 值小于 8 mm。相比于表中其他的 MPS 分割方法,该方法的 DSC 值有明显提升,HD 值有明显下降。进行消融实验以研究形状先验和形状变形模块的引入是否有效。如表 2 - 4 所列,依次加入两个模块,模型的性能逐渐提高,因此,增加形状先验和形状变形模块能够有效提升模型性能。三类心肌缺血严重程度的轮廓分割结果相似,如表 2 - 5 所列,这证明 DP - ST - V - Net 在分割心肌过程中不管患者的严重程度如何,它的输出轮廓与手动描绘轮廓具有高度相似性。

心内膜往往小于左心室中心轮廓和心外膜轮廓,所以在模型输出过程中会倾向背景区域,忽略分割区域。而 DP - ST - V - Net 即使在识别心内膜轮廓时,也表现出不错的性能,超越目前的大多数门控 MPS 图像左心室心肌分割方法。如图 2 - 14 和图 2 - 15 所示,DP - ST - V - Net 分割轮廓与金标准吻合得很好。

手动轮廓依赖于观察者的经验,并且据报道它具有较低的可重复性。来自不同观察者的手动轮廓可能存在系统误差和随机误差。基于深度学习的方法可以减轻随机误差,但不能纠正观察者引起的系统误差。在这项研究中,我们发现目前临床使用的轮廓表示为不平滑的曲率(见图 2-14 和图 2-15)。通过我们的方法分割的轮廓具有更好的效果,在考虑真实的解剖结构时,这在物理上更合理。其次,我们的方法提供了可靠的结果,但花费的时间明显更短。使用经过训练的模型,在 NVIDIA TITAN XP GPU 上为 MPS 成像的所有阶段准确描绘轮廓和测量体积大约需要十几秒。此外,我们的方法不需要手动输入参数、校正或干预。它的速度和可重复性使其在临床应用中很有前景。

(2)临床指标分析。左心功能指标的量化对于确定适当的治疗计划、监测疾病进展、心脏病患者的预后分层和预测不良事件的发生等至关重要。然而,在临床上常用的商业化软件在处理心肌灌注图像时,一般需要专业的医生进行校正或干预。这耗时耗力且依赖于医生的主观经验。因此,一种可靠的分割方法对门控 MPS 显像的定量分析是非常重要的。

MPS 图像中左心室分割的其中两个难点是避免心外活动和显像剂摄取减少引起的错误。① 在心脏灌注研究中,心肌血流量和心肌活性的降低会减少显像剂的摄取,部分心肌区域无法显示,影响心肌轮廓的识别。② 右心室心肌肥大等问题会对心脏产生干扰,导致心肌边界扭曲。应用 DP-ST-V-Net 在不同心肌缺血严重程度的数据上表现良好,如表 2-6 所列。结果表明,无论患者心肌缺血是否严重,所提出的分割算法都同样有效。

本研究提取的测量值具有临床意义。LVEF 降低与心力衰竭有关。左心室心肌体积的增高反映左心室心肌受损,高血压、冠心病、糖尿病及慢性肾衰等疾病均可致肌体积增高。收缩末期容积和舒张末期容积之间心内膜表面的变化可以进一步估计局部室壁运动。相关研究证明,现有的计算左心室心肌体积的方法常常会高估小心脏体积,低估大心脏体积,女性患者左心射血分数更易被高估。在我们的实验结果中,75 例患者测量的体积大小与体积误差之间的平均相关系数是 0.187($P=0.262$),无统计意义。在图 2-19 中,DP-ST-V-Net 计算男性 LVEF 的相关系数是 0.931($P<0.001$),女性的是 0.926($P<0.001$),两者结果几乎一致。可以推断,无论心肌大小、患者性别,DP-ST-V-Net 都能够准确测量左心室体积和 LVEF。

对 LVEF 的验证并不意味着 LVEF 依据的 EDV 和 ESV 测量值的验证。例如,在为 LVEF 计算目的计算体积比率时,会抵消 EDV 和 ESV 确定的误差(预计误差将出现在相同的总方向上)。尽管有这些问题,但研究结果表明,DP-ST-V-Net 得出的绝对心肌体积的测量值与金标准结果非常一致。

对于 75 个 MPS,DP-ST-V-Net 分割结果与商业化程序计算的 LVEF 的皮尔逊相关系数为 0.799。与 EDV 的相关性较好($r=0.934$),与 ESV 的结果差异较大($r=0.861$)。由此可以推断,LVEF 的测量差异主要来自 ESV。这可能是由于商业化软件计算 ESV 方法不同导致的。研究表明,使用不同两个商业软件确定的 LVEF 之间的相关性可能在 0.800 左右。因此,在本研究中使用的商业化软件计算临床指标的结果应该视为一个基准而不是金标准。

2.4 基于改进的左心室模板采样方法

CAD 的可靠诊断是一个具有挑战性的问题。本章研究的目的是开发和验证一种更符合左心室形状的采样模型,以消除靶心图中间隔壁伪影,提高放射性核素 MPI 定量分析结果的准确性。所提出的采样模型将左心室模拟为半球形、圆柱形和不规则形状的三维混合体。采样结果以靶心图的形式显示,并以医生的诊断结果作为金标准,验证所提出的采样模型在识别心肌病的位置和严重程度方面的准确性。该方法识别心肌病变部位的平均准确率为85.32%,识别间隔壁区域病变部位的准确率为92.43%,判断心肌缺血严重程度的准确率为74.31%。实验结果表明,本章所提出的采样模型可以提高定量分析的准确性,有效消除间隔伪影,具有可靠的临床应用价值。

2.4.1　简　介

CAD 是心血管病中的常见类型,其发病率和死亡率也处于不断上升的趋势。虽然随着技术的发展,运用先进的医疗手段已经使 CAD 的死亡率降低了 50%。但是因为医学诊疗水平发展的不均衡,仍然有部分地区存在着评估不准确或治疗不当的现象。正是因为这种治疗不足或者治疗过度给患者带来了很多不利影响。对潜在 CAD 患者早期发现并进行治疗干预,预防 CAD 的发生和降低死亡率是非常有意义的。

在临床诊断中,目测分析对于 CAD 的诊断易产生主观影响,并且是一项费时费力的工作。MPI 定量分析可以客观评价疾病情况,弥补了目测分析因为主观情况而产生的各种问题。基于其结论的可重复性,通过 MPI 对心肌缺血严重程度的评价,如左心室负荷总积分(summedstressscore,SSS)、静息总积分(summedrestscore,SRS)、总分差(summeddifferencescore,SDS)和心肌缺血面积等指标进行危险度分层,有助于医生制定完善的治疗计划。另外,定量分析还有助于提高诊断的准确性。首先,定量分析有助于医生察觉难以辨别的轻微病变,增加诊断者的信心。其次,它还可以帮助医生结合心功能信息和动态影像信息,识别导致室壁衰减的伪影。

市面上常用的定量分析软件有加州大学洛杉矶分校的 CedarsQuantitativePerfusionSPECT(QPS)、CedarsQuantitativeGatedSPECT(QGS)和 Emory 大学的 EmoryCardiacToolbox(ECTbox)。虽然这些工具能够在一定程度上反映心肌缺血情况,但是它们在采样过程中没有准确识别间隔壁基底位置。在采样过程中,室间隔膜性结构造成的放射性缺损容易计入靶心图的瘢痕区域,无法区分瘢痕区域是因为心肌缺血还是间隔壁伪影引起的。

2.4.2　实验方法

1. 采样参数的获取

在对左心室进行采样前,采样参数的获取是关键步骤之一。越符合左心数据的采样参数,定量分析的准确性越高。相关参数的获取与 MPI Quantification Toolbox 方法一致,基底和间隔壁基底这两个参数的获取将在本节讨论。

(1) 短轴切面向长轴切面的转换:长轴切片比起短轴切片更容易帮助定位心尖和基底的位置,所以先将 MPS 采集的图像从短轴切片转换为长轴切片,如图 2 - 23 所示。沿纬度方向每隔 4.5°(总共 40 张长轴图像)切割一次。相比 DP 算法,在本实验中增大了切割次数,这样做的好处是能够提高基底定位的准确度。

(2) 确定室中心轮廓:在本实验中使用 2.3 节的分割模型在长轴图像上确定左心心肌轮廓。

(3) 室间隔基底部和基底的确定:不同于 MPI Quantification Toolbox 基底位置的获取,

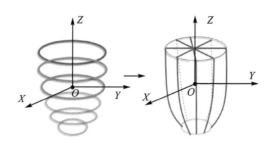

图 2 - 23 左心室短轴图像转换为长轴图像

在本研究中对每一张识别的左心室中心轮廓图像都分别定位两个心肌壁基底位置,以确定基底和间隔壁基底位置。分割后的 MPI 长轴图像和左心室中心轮廓如图 2 - 24 所示。从心尖位置顺时针依次获取中心轮廓上像素记为 $P_i(i=1,2,\cdots,c)$,共有 c 个像素点。因为左心室基底部放射性减少,所以中心轮廓上像素点越靠近基底的位置,灰度值越小。依据此规律,首先设定两个灰度阈值 T_{low} 和 T_{up},即

$$T_{low} = p_{min} + | p_{max}1 - p_{min}1 \times \frac{1}{2} \tag{2-12}$$

$$T_{up} = p_{min} + | p_{max}2 - p_{min}1 \times \frac{1}{2} \tag{2-13}$$

式中,T_{low} 和 T_{up} 分别表示图像上方和下方心肌壁基底区域内像素的灰度阈值,p_{min} 是 $\left[\frac{c}{2} - \frac{c}{8}, \frac{c}{2} + \frac{c}{8}\right]$ 区域内最小的灰度值,p_{max1} 是 $\left[\frac{c}{2} - \frac{c}{4}, \frac{c}{2}\right]$ 区域内最大的灰度值,p_{max2} 是 $\left[\frac{c}{2}, \frac{c}{2} + \frac{c}{4}\right]$ 区域内最大的灰度值。

然后,在中心轮廓上,从基底中心到心尖沿着上下两条路径进行搜索,依次对比像素的灰度值。最后将首次分别超过两个阈值的像素点位置作为两个心肌壁基底,基底坐标分别为 (x_{up}, y_{up}) 和 (x_{low}, y_{low})。图 2 - 24 上两个"+"为确定的两个心肌壁基底。

每张长轴图像上的两个基底点坐标为

$$X_i = ((x_{up}, y_{up}), (x_{low}, y_{low})), \quad i = 1,2,\cdots,40 \tag{2-14}$$

基底位置为外轮廓确定的基底位置和 X_i 中 x_{up} 和 x_{low} 最大值的平均值。

确定间隔壁基底位置前,需要先确定间隔壁在哪些图像上。这些图像的选择需要同时满足三个条件:① 图像 $X_i(i=1,2,\cdots,40)$ 中 x_{up} 和 x_{low} 差值较大。② 这些图像是连续的。③ 这些图像的总数 n 小于总图像数的二分之一。因为长轴图像上间隔壁短于侧壁,所以选择这些图像上 x_{up} 和 x_{low} 中的较小值作为间隔壁基底。

2. 模型的构建

本研究使用的采样方法是将左心室心尖模拟为半球、中部模拟为圆柱、基底部模拟为不规则形状,如图 2 - 25 所示。首先,心尖部分假设为堆叠形成半球的短轴切片。在球面坐标系中对心尖进行采样时,短轴切片上采样的最大半径 R 等于堆叠的短轴切片深度 R(见图 2 - 25 左侧)。每个采样点表示每隔 φ 和 θ 角沿半径方向搜索的最大灰度值的像素(见图 2 - 25 右下角)。心肌中间部分使用圆柱形坐标系逐层对短轴切片采样(见图 2 - 25 右侧中间)。左心室基底部分采样时,并不是对短轴切片沿最大半径旋转一圈进行采样。短轴切片上间隔壁基底区域不进行采样,切片上其他心肌区域使用圆柱形坐标系采样(见图 2 - 25 右上角)。左心室

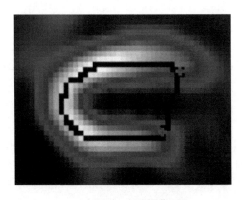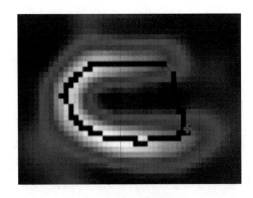

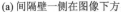
(a) 间隔壁一侧在图像下方　　　　　　　　　　　(b) 侧壁显示在图像上方

图 2 - 24　侧壁和间隔壁的位置

基底部分采样时,除了间隔壁基底区域没有进行采样,切片上其他心肌区域使用圆柱形坐标系采样(见图 2 - 25 右上角)。

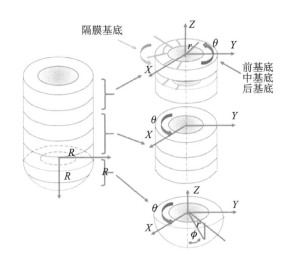

图 2 - 25　提出的采样模型

3. 采样结果转化为靶心图

靶心图是 MPI 常见的一种可视化形式。它是心肌短轴断层图像在平面上的投影,可以反映左心室的灌注密度(血液流通情况),评估左心室的病变情况和严重程度。为了更加直观地判断病变区域,本研究将采样结果转化为极坐标靶心图。心尖区域投影到靶心图的中心部分,各壁的中间段投影到靶心图的中间部分,左心室各壁的基底段投影到靶心图的外围部分。本研究使用的靶心图被称为距离加权极坐标图,其构造使得极坐标图中的每个环都具有相同的宽度。宽度是通过将极坐标图半径除以采样线段(球环+圆柱切片+不规则形状切片)的总数来确定的。极坐标图以 256×256 的分辨率绘制,半径为 128 像素。

此极坐标图中的颜色与放射性计数成正比。越亮的区域,吸收的放射性物质越多,心肌活性越好。设置的像素灰度阈值,有

$$T = \frac{S}{100 T_{\max}} \tag{2-15}$$

式中，所有采样点的灰度范围为$[0, T_{\max}]$，S 表示设定的瘢痕阈值。小于 T 为放射性减少的异常区域，并且使用黑色表示。每个左心室采样点的活性展示在靶心图中，并且使用 17 节段模型显示。

在本研究中，心肌灌注缺损程度以百分比表示，如图 2-26 所示。靶心图异常灌注部分的像素（与正常灌注的像素相比）显示为黑色，它们与每个心肌节段的像素数成正比。左心室缺血面积是将左心室供血面积作为整体，计算病变部位占整个左心室供血面积的百分比见图 2-26(a)左下。除了识别异常灌注区域外，本研究还测量了异常区域的严重程度。在本节中，使用 DePuey 报告的方法对灌注异常程度（0～4：正常到缺失）进行了评分，如图 2-26(b)所示。

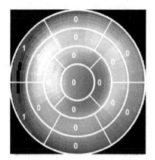
(a) 心肌节段性瘢痕的百分比
和整体左心室缺血面积

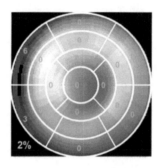
(b) 心肌节段严重程度评分

扫码查看彩图

图 2-26　一例患者的靶心图结果

4. 统计学意义

本章实验数据使用 SPSS22.0 处理，平均值±标准偏差（SD）是测量数据的表达方式。通过 T 检验分析正常或轻症、中症、重症疾病之间以及间隔壁节段出现病变和没有病变之间的差异。如果 $P < 0.05$，则差异具有统计学意义。

2.4.3　实验结果及分析

1. 实验数据

本章实验方法在 CPU 为 Core2 Intel 3.2GHz，RAM 为 16.0 GB，在 MATLAB 2020a 平台上进行实验。实验数据来自南京医科大学第一附属医院 2014 年 4 月至 2017 年 8 月经过 SPECT 检查疑似冠心病的患者（96 例），检查中使用的显影剂为 Tc-99m。其中男性 59 例，女性 37 例，年龄为 37～94 岁，平均年龄为（63.69±12.37）岁。每个病例数据包含静息心肌灌注数据和负荷心肌灌注数据。对患者数据进行匿名分析，医院诊断结果和专业的心内科医生诊断结果相结合作为综合诊断结果。根据综合诊断结果将数据分为三种疾病严重程度：正常或轻度、中度和重度。其中正常或轻症 32 例、中症 43 例、重症 21 例、96 例患者中，有 43 例数据间隔壁出现病变。

2. 心肌病变定位准确性的确定

ECToolbox 和 MPI Quantification Toolbox 都依据 17 节段模板在负荷和静息时期对整个左心室进行定量灌注和分析。每例数据包含医院 SPECT 影像检查结果和专业心内科医生诊断结果，综合诊断结果作为本次实验比较的标准。诊断结果包含患者左心室心肌缺血情况和心肌梗死范围。

为了衡量三种程序定量分析结果的准确性,使用所提出的采样模型、ECToolbox 和 MPI Quantification Toolbox 在相同数据上生成负荷和静息时期靶心图。专业心内科医生依据靶心图进行诊断分析,给出每种程序提示的左心室心肌缺血和心肌梗死的范围。

在本研究中,以诊断结果确定的心肌病变节段与程序确定的病变节段是否一致作为定量结果准确性的判据,并给出以下公式

$$x = 1 - \frac{|S_i - S|}{S} \times 100\% \quad (2-16)$$

式中,x 为程序确定心肌病变节段的准确率。S 为诊断结果给出的病变心肌节段,$S_i - S$ 为程序指出的病变心肌节段和诊断结果给出的病变心肌节段不一致的数量。

同时,其平均准确率和和标准差为

$$\bar{x} = \frac{\sum_{i=1}^{n} x_i}{n} \quad (2-17)$$

$$\sigma = \sqrt{\frac{\sum_{i=1}^{n} (x_i - \bar{x})^2}{n}} \quad (2-18)$$

3. 左心室中心轮廓表面和室间隔基底的体绘制

在确定所有的室中心轮廓和间隔壁基底位置后,可以形成室中心轮廓表面和间隔壁基底位置,以评估参数设置的准确性。同时,使用体绘制显示心肌灌注情况。3D 图像的灰度值(即灌注计数)被合并到左心室中部轮廓表面作为其伪彩色。如图 2 - 27 所示,所确定的间隔底部(红色连接线表示)可以显示在左心室表面上。

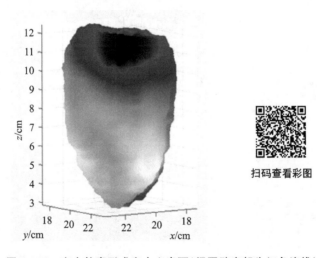

扫码查看彩图

图 2 - 27　室中轮廓形成室中心表面(间隔壁底部为红色连线)

4. 心肌病变部位的确定

临床上常认为心肌缺血是指负荷时局部心肌放射性稀疏或缺损,静息状态心肌放射性分布稀疏或缺损区域恢复正常或明显改善。心肌梗死是指负荷时局部心肌放射性稀疏或缺损,静息状态心肌放射性分布稀疏或缺损区无明显变化。根据临床诊断经验,使用负荷和静息靶心图上各节段得分的差值作为判断心肌缺血位置的标准。如果同一节段的负荷期和静息期分数不一致,则该节段被记录为可逆性心肌缺血。如果在负荷期和静息期得分一致,则该节段被记录为心肌梗死。

　　图 2 - 28 所示为一例轻度患者的 SPECT 图像和诊断结果以及三种程序的靶心图结果。其他患者的分析过程与其一致。

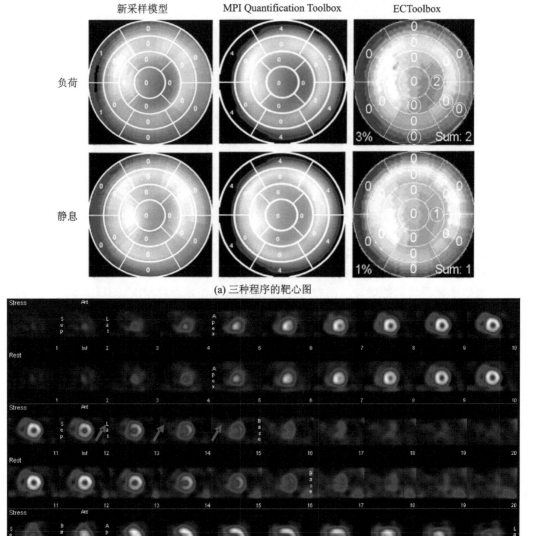

(a) 三种程序的靶心图

(b) 轻度心肌缺血患者的SPECT图像(箭头指向左心室缺血部位)

图 2 - 28　一名轻度疾病患者的三种程序的靶心图和 SPECT 图像

如图 2-28(b)所示,在 SPECT 图像中,短轴图像上排第 12、13、14 张图像(箭头所示),负荷显像提示左心室基底部近前壁间隔壁和基底部近下壁间隔壁放射性明显缺损,下排静息显像提示这两个节段放射性填充,其余心肌节段内的放射性分布未见明显异常。结论:左心室基底部近前壁间隔节段和基底部近下壁间隔壁部位心肌缺血改变。

观察图 2-28(a)中三种程序的靶心图。在负荷和静息时期,所提出的采样方法的靶心图显示基底部近前壁间隔壁分别标记为 1 和 0,基底部近下壁间隔壁分别标记为 1 和 0。基于以上采样结果分析,本病例的基底部近前壁间隔壁和基底部近下壁间隔壁心肌缺血改变,其余心肌节段均正常。在负荷和静息状态下,ECToolbox 靶心图显示心尖部侧壁分别为 2 和 1,灌注缺损分别占左室总面积的 3% 和 1%。根据以上 ECToolbox 结果分析,本病例左心室心尖部侧壁心肌缺血改变,其余心肌各壁正常。在负荷和静息时期,MPI Quantification Toolbox 靶心图在基底部前壁、基底部近前壁间隔壁、基底部近下壁间隔壁、基底部侧壁和基底部近下壁侧壁上的标记为 4,表明这些节段有瘢痕形成。负荷状态下基底部近前壁侧壁标记为 2,静息状态下标记为 4,无法判断。与 ECToolbox 和 MPI Quantialization Toolbox 相比,所提出的采样模型能更有效地识别心肌缺血的位置。

5. 不同方法确定心肌病变部位的效果比较

为验证所提出的采样方法是否能够提高 MPI 分析结果的准确性,本文以医生诊断的 96 例患者心肌缺血情况为标准,比较了三种程序分别给定每个患者的 17 节段心肌缺血情况。以 17 节段诊断结果与程序给出结果的一致性作为程序判断的准确性。

如图 2-29 所示,所提出的采样模型、ECToolbox 和 MPI Quantification Toolbox 用于确定心肌病变部位的平均准确率(%)分别为 85.32 ± 8.25、80.46 ± 7.31 和 65.71 ± 10.11。经过比较分析,所提出的采样模型的平均准确率高于 ECToolbox 和 MPI Quantification Toolbox,差异有统计学意义($P<0.05$)。因此,提出的采样模型比 ECToolbox 和 MPI Quantification Toolbox 具有更好的效果。96 例患者使用我们的方法没有不合理的情况。

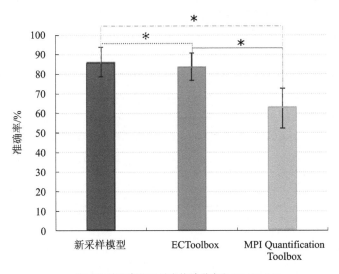

* 表示两种程序的差异有统计学意义($P<0.05$)

图 2-29　比较不同方法在确定心肌病变部位方面的效果

6. 不同方法确定间隔壁病变位置的效果比较

为验证所提出的采样方法是否能有效地消除间隔伪影,将 96 例患者间隔壁 5 个节段的诊断结果与三种方法给出的心肌缺血情况进行比较。以上 5 个节段的诊断结果与程序给出的结果在每个患者中的一致性作为识别隔壁区域准确性的判据。

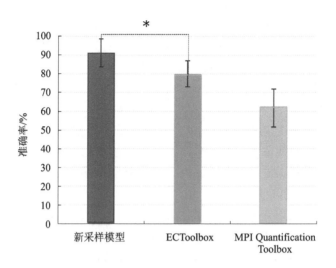

* 表明所提出的采样模型和 ECToolbox 程序识别的准确性具有统计学意义($P<0.05$)

图 2 - 30　比较不同方法在识别间隔壁病变部位的效果

如图 2 - 30 所示,所提出的采样模型、ECToolbox 和 MPI Quantification Toolbox 在识别间隔壁病变位置的平均准确率(%)分别为 92.43、75.62 和 60.04。比较三种程序识别间隔壁病变位置的准确率,所提出的采样模型与 ECToolbox 程序的准确率差异有统计学意义($P<0.05$)。所提出的采样模型与 MPI Quantification Toolbox 程序的差异无统计学意义($P>0.05$)。分析表明,所提出的采样模型与诊断结果更加一致。

7. 不同方法对心肌缺血分类的比较研究

在本研究中,我们基于正常阈值计算心肌节段评分。节段性评分相加可得出灌注缺损程度和严重程度的整体指标,如 SSS、SRS 和 SDS。心肌缺血程度的分类标准见表 2 - 7。

表 2 - 7　心肌缺血程度的判定标准

评估方法	轻度异常	中度异常	重度异常
总压力评分	4～8	9～13	＞13
全部缺血区域(%LV)	＜10	10～20	＞20
总 17 段	1～2	3～4	≥5

注:$x\%LV$——占左心的百分之 x。

根据 96 例患者的诊断结果,给出 3 种心肌缺血程度:正常或轻度 32 例、中度 43 例、重度 21 例。新的采样模型采用上述方法对数据进行分类,计算严重程度分类的准确率。如图 2 - 31 所示,新的采样模型、ECToolbox 和 MPI Quantification Toolbox 的严重程度分类的平均准确率(%)分别为 74.31、72.91 和 61.37。三种程序严重程度的分类结果具有统计学意义($P<0.05$)。通过对三种严重程度分类方法的准确率比较,新的模型效果更好。

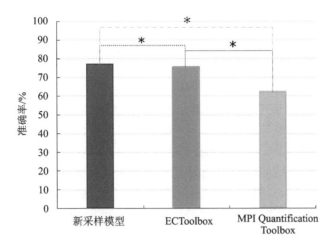

* 表明两个程序之间的差异具有统计学意义($P<0.05$)

图 2 - 31 比较三种程序的严重程度分类的准确性

2.5 本章小结

2.5.1 总 结

随着计算机技术的不断发展,MPI 已逐渐成为医疗人员了解特定生理结构具体临床信息的辅助手段。其中,使用更准确的 MPI 定量分析工具治疗 CAD 对医生工作来说是非常重要的。为提高 MPI 定量分析的准确性,解决间隔壁伪影问题,本章基于采样参数的获取和采样模型的设置展开了研究,其主要工作如下所示:

(1)针对采样参数的设置。提出了一种基于先验知识的新的深度学习方法,在心肌灌注 SPECT 显像中自动分割左心室心肌并提取采样参数。实验结果表明,该分割方法在心内膜、室中心、心外膜的平均 DSC 度量值分别为 0.957 3,0.982 1,0.990 3,HD 值分别为 6.752 9 mm、7.250 7 mm、7.612 1 mm。每类严重程度的三条轮廓的平均 DSC 值均大于 0.95,HD 值均小于 8 mm。对比 MC - V - Net、V - Net 和 DP,该方法在计算心肌体积、EF、ESV 和 EDV 中的结果都与商业软件和金标准更加一致。这些结果有力地表明了我们的方法在准确设置采样参数方面的可行性。

(2)针对采样模型的设置。提出了一种新的采样方法来消除间隔伪影,以提高 MPI 定量分析结果的准确性,并辅助医生诊断 CAD。实验结果表明,所提出的采样模型与实际情况吻合得很好。与 ECToolbox 和 MPI Quantification Toolbox 比较,所提出的采样模型能够更准确识别心肌病变部位和间隔壁缺血情况,并能够判断心肌缺血的严重程度。因此,提出的采样方法可以提高定量分析的准确性,有效消除间隔伪影,具有广阔的临床应用前景。

2.5.2 展 望

第 2 章重点涉及间隔壁伪影消除方法的研究,实验结果表明,所提方法能够有效在 MPS 靶心图上消除间隔壁伪影,提高定量分析的准确性。然而,由于作者能力不足以及研究时间较短,所提方法还有一些不足：

（1）在左心室分割过程中,经过刚性变换后的 V – Net 输出结果与金标准之间的损失对于总体损失有很大影响,所以一个可靠的形状先验对模型的性能是非常重要的。DP 算法在识别左心室内轮廓、室中心轮廓和外轮廓的平均 DSC 分别为 0.804 3,0.915 1,0.934 5。它在识别心肌轮廓时,具有不错的精度。因此,选择 DP 算法生成的心肌轮廓作为形状先验是合适的。但是,相比室中心轮廓和外轮廓,DP 算法识别内轮廓的准确度会低一点。在未来的研究中,我们将选取其他产生先验形状的方法,弥补 DP 算法识别心内膜准确性不高的问题。

（2）提出了一种新的 MPS 图像自动分割方法,并用 75 例被诊断为轻度、中度或者重度心肌缺血的患者验证了该方法的可行性。未来的研究将涉及对更多具有不同病理异常的患者数据的全面评估。使用不同专业操作人员勾画的数据（如多个医生共识轮廓）作为训练和测试数据集以进一步评估该方法的临床应用价值。因此,进一步研究该方法在冠心病的临床应用上具有重要意义。

（3）为消除间隔壁伪影,提高 MPI 定量分析结果的准确性,提出了一种新的采样模型。结果表明,新的采样方法可以更准确地识别间隔壁是否有病变,明确心肌病变的位置,提高心肌缺血严重程度的分级。该方法有助于 CAD 的诊断,对准确定位病变部位和提供预后判断至关重要。然而,本研究病例相对较少,且不容易获得 SPECT 图像数据。在接下来的工作中,将逐步获取一些具有诊断功能的数据集,并将新的采样方法应用到 CAD 的实际诊断中。

（4）目前所提方法是通过靶心图方式了解患者心肌缺血情况,在下一步工作中,可以通过三维可视化形式研究左心室心肌病变情况,计算左心临床参数,研究左心功能指数与不同疾病的关系,帮助医生制订完善的治疗计划。

第 3 章　深度学习算法研究及其在甲状腺眼病患者中的应用

3.1　研究概述

3.1.1　研究背景及意义

图像分割的原理为依据灰度、梯度、空间纹理及几何形状等特征将整个图像划分为几个不相交的区域,简而言之,它是将目标与图像中的背景分开。作为 3D 重建和其他技术应用的基础图像处理工作,其已成为图像理解领域的一个热点问题,是图像处理中极其重要又困难的部分。目前,图像分割方法正在朝着速度快。准确率高的方向发展,并在智慧交通、智慧医疗及场景识别等领域发挥着作用。

随着各种医学成像设备的普及与设备清晰度的不断提高,医学影像相关领域得到了快速发展。目前,临床上广泛使用的医学成像类型主要是计算机断层扫描、磁共振成像(Magnetic Resonance Imaging,MRI)、正电子发射断层扫描(Positron Emission Computed Tomography,PET)、X 射线和超声成像(Ultrasound, UI)。医生可以利用影像信息更客观、准确地判断患者的病情,医学影像是医生临床诊断的主要依据。在当前时代,大数据技术和医学成像技术得到了快速发展,如何从大量的医学图像数据中挖掘获取有用的信息,并将这些信息合理运用于临床诊疗和科学研究,对于疾病预诊、治疗和科学病理性研究都具有重大意义。医学影像具有格式化强、相似度高、应用广等特点,可以通过计算机图像处理技术进行分析、处理和研究,因此,在计算机视觉领域中医学影像病灶区的自动化分析方法和处理流程,一直以来都是关注焦点和研究热点。

医学影像自动化分析的基础是图像分割,即利用 2D(Dimensional)或 3D 图像,实现人体各类器官、组织和病灶区的识别、分割、提取、重建、显示等功能。通过这种方法,对于病灶区域的定性或定量分析为医生的辅助诊断提供了有利信息,从而极大地提高了医学诊断的准确性和可靠性。传统的医学影像分割方法研究包括基于阈值的分割方法,基于区域的图像分割方法和基于边缘检测的分割方法等。这些方法利用数字图像处理知识和数学模型对图像进行分割,计算简单,分割速度快,但其泛化性能差,且对于细节部分不能保证分割的准确性,因此,目前只能由有经验的影像医生通过手动方式对医学影像进行分析,自动化的分析方法只能作为补充。

由于影像科医生需要耗费很长的时间进行人工分析,工作量极大,且其结果依据各自主观的经验判断,客观性不强,不易完整复现,因此对于同一病灶区域的勾画易出现不同的结果。因此,临床上迫切需要一种快速、准确、鲁棒性强的医学影像病灶区自动分割的算法。

人工智能(Artificial Intelligence, AI)的快速发展为传统方法的变革提供了可能,特别是高性能图形处理器(Graphics Processing Unit,GPU)等计算设备的不断成熟和普及,为深度学习(Deep Learning，DL)的图像分割方法提供了算力支持。这类深度学习方法与传统的机器学习和计算机视觉方法相比，具有较强的泛化性，并且在分割准确性和速度上均具有一定优势，能够为医学影像病灶区分割算法的研究提供了新思路和方法，可以有效地帮助医生确认病灶区的大小，定量评估治疗前后的效果，减少医生的工作量。

3.1.2　国内外研究现状

在医学影像分析中，深度学习已广泛用于具有不同模态的图像分割，包括 CT、X 射线、PET、超声、MRI 等，其主要优势来自其能够拟合任务所需的较为复杂的模型。

对于脑部分割问题，Dey 等训练了一个互补的细分网络，称为 CompNet，用于 MRI 扫描中正常和病理脑图像的颅骨分割；Zhao 等提出了一种深度学习技术，通过全卷积(Fully Convolutional Network，FCN)脑肿瘤分割网络和条件随机场(Conditional Random Fields，CRF)的整合实现了具有外观和空间一致性的分割；Nair 等使用了 3D 卷积神经网络(Convolutional Neural Network，CNN)的方法实现了 MRI 序列中的硬化病变的分割和检测。对于眼部分割问题，Zhang 等提出了具有残差结构的 U - Net 体系结构；Jebaseeli 等提出了一种增强视网膜血管分割的质量的数据增强方法；De 等将深度学习应用于视网膜组织分割。对于胸腔分割问题，Duan 等提出了一种基于深层嵌套水平集(Deep Nested Level Set，DNLS)的肺动脉高压患者的 MRI 影像多区域分割技术；Bai 等使用全卷积神经网络和循环神经网络对 MRI 影像的主动脉序列进行了像素级的分割；Kervadec 等提出了基于约束损失函数和 CNN 的 ENet 用于心脏图像的弱监督分割。对于腹腔分割问题，Roth 等建立了自动的 3D FCN 模型实现了 3D 图像的语义分割；Taha 等提出了一种被称为 Kid - Net 的 CNN 方法用于肾血管动、静脉及输尿管的分割系统。

1. 血管内超声中血管中、内膜分割的研究现状

目前我国冠心病发病率较高，发病后易发生管腔阻塞和闭塞，从而导致心肌缺血缺氧，这会严重危害患者的身心健康，及时地对患者进行诊断和治疗十分必要。血管内超声(Intravascular Ultrasound，IVUS)技术已经成为评估冠心病和介入治疗不可缺少的成像方法。在 IVUS 图像中，内膜(Lumen，LU)和中外膜(Media-Adventita，MA)的边界检测是对动脉粥样硬化斑块的分割和分类识别的基础性工作，对于准确评估在冠脉造影中难以判断的病变和冠心病非常重要。目前在临床上，IVUS 图像中内膜和中外膜边界的识别不仅要求操作者具有完整的知识，而且需要经过大量的临床实践训练。尽管如此，人工对于 IVUS 图像的中、内膜边界识别仍具有较强的个人主观性、易受到图像伪影、分叉等干扰因素影响，准确率较低且难以呈现重复结果。再者，由于 IVUS 技术的连续采样，一名患者所采集的图像有几十帧甚至百帧图像需要分析，这样的勾画对于临床医生来说极其费力耗时。在这种情况下，自动识别和分割 IVUS 图像内膜和中膜边界可以有效地克服临床医生之间的主观性误差和其他各类干扰影响，提高复现性的同时减少医生诊疗时间。因此，研究自动内膜与中-外膜边界检测技术对临床诊断和治疗冠心病有着重大意义。

传统的图像处理技术和深度学习方法都被用于自动提取管腔和 MA 边界。Unal 等人探索了基于形状和强度先验的方法；Zhu 等人利用非参数能量函数中的梯度向量流来检测目标的边界；Mendizabal - Ruiz 等人针对射频信号引起的成像特点不同，提出了一种基于物理的 IVUS 图像重建方法用于腔体分割。最近，一些基于深度学习的技术被提出并用于 IVUS 分

割,Su 等人提出了一种编码方法,使用人工神经网络(Artificial Neural Network,ANN)对像素是否位于边界进行分类;Yang 等在 U-Net 的基础上设计了用于 Lumen 和 MA 分割的 IVUS-Net 模型和双路径 U-Net 模型。

2. 甲状腺相关眼病眼外肌及视神经分割的研究现状

甲状腺相关性眼病(Thyroid Associated Ophthalmopathy,TAO)是一种自身免疫性疾病,是一种成人最常见的眼眶病。其特征为眼后及眶周眼组织的浸润性病变,具体为眼外肌及眼眶结缔组织的炎症反应及纤维化导致眼眶内容物体积增大,引起眼球突出、眼睑退缩、睑裂高度增加、球结膜水肿、充血,眼球运动障碍、复视、视神经压迫,造成眼干、复视等不适。临床上,TAO 既可以发病于 Graves 患者,也偶尔发病于桥本甲状腺炎患者。近年来其发病率呈逐渐上升趋势。随着临床上对于甲状腺相关眼病的深入研究,临床医生越来越需要客观的定量指标来对病情和疗效进行精细评估,因此,在 CT 图像中提取球后软组织(眼外肌、视神经等)是实现精确核素定量测定的首要问题。

目前,获得眼外肌体积的临床方法主要是在放射科医生的干预下通过半自动方法解决的。为了减轻劳动强度并减轻标注负担,一些研究人员提出了几种半自动分割方法。Comerci. M 等人提出了一种基于 MRI 的计算机辅助方法,该方法通过使用数字脑模来验证体积的相关性,进行全局和区域性轨道脂肪分割。Takahash 等采用了快速磁共振成像(MRI)序列和注视目标来测量眼外肌。Tang 等提出了一种基于 MRI 容积成像序列的半自动分割方法,以有效地评估眼眶结构的体积。这种方法的缺点是将部分人工计算的体积与模型计算出的体积结合在一起,而没有在每个切片上进行分段。对于其他自动分割方法,Lv 等人和 Qi 等人使用具有先验形状、超像素和标准化切口的水平集方法来提取全部的眼外肌和视神经,但这些基于先验知识的方法依赖于图像的质量和相类似一致的属性,而在更多图像中却没有很好的鲁棒性。

3.1.3　主要研究内容

1. 实验数据的获取

IVUS 研究的实验数据采集于河南省郑州市第七人民医院,采集时间从 2020 年 2 月至 2020 年 3 月,共有 18 例患者,1 746 张血管内超声图像,每张图像均由影像科医生对其标注,标注结果被记录为金标准。在实际的实验过程中,所有数据被随机分为训练数据集(1 572 张图像)和测试数据集(174 张图像)。

TAO 研究的实验数据采集于湖南省长沙市湘雅医院,采集时间从 2018 年 8 月至 2019 年 6 月,共包括 97 个疑似患者,7 879 个眼眶 CT 图像,每张图像均由影像科医生对其标注,标注结果被记录为金标准。在实际的实验过程中,所有数据被随机分为训练数据集(88 名患者,共 7 143 张图像)和测试数据集(9 名患者,共 736 张图像)。

2. 血管内超声中血管中、内膜分割算法研究

根据对研究现状的分析,现有的血管内超声中血管中、内膜的深度学习分割方法建立在 U-Net 网络的端到端学习原理之上,只能逐个在单一尺度上进行特征提取,缺少多尺度特征的融合,而多尺度特征融合能够使细节分割更准确,取得较优的分割效果。

针对以上问题,基于 U-Net++和特征金字塔网络(Feature Pyramid Network,FPN)的多尺度特征融合特点,提出了一种融合 FPN 的 U-Net++网络,该网络以 U-Net++为网络主干,使用上采样中的 5 个不同尺度的特征图进行特征金字塔集成,使用并行连接的投票机制生成最终的概率图,网络不仅具有 U-Net++ 的自适应学习优点,可以在多尺度的特征融合的基础上对网络进行自适应剪支,学习最优深度,并且还通过 FPN 再融合对网络输出进行监督。

3. 甲状腺相关眼病眼外肌及视神经分割算法研究

当前,甲状腺相关眼病眼外肌及视神经分割方法建立在传统的梯度、灰度等人工构造的特征提取方法之上,该类方法仅能对图像对比度高、眼外肌分布明显的中间切片进行较为准确的分割,无法实现对于 CT 中所有眼外肌和视神经进行连续分割。

针对以上问题,本文基于 V-Net 综合上下文信息的特点和多目标语义分割的原理,以 V-Net 网络为框架,并在网络的末端,使用核尺寸为 $1 \times 1 \times 1$ 的卷积层将特征图映射转换为 6 个单通道的语义映射概率图,这些概率图分别对应于背景、上直肌、外直肌、内直肌、下直肌和视神经。并且,依据图像本身的特征,通过计算每个连通分量中的像素数量,选取最大连通区域作为最终分割结果。

4. 自动化获取临床参数准确度评估

医学影像分割是对医学影像中特定病灶区域或组织进行位置精确识别和提取的不可或缺的手段,其在组织体积定量分析、预诊、定位、解剖结构学习、治疗计划指定、功能成像配准融合、计算机手术引导等多种情况下得到广泛应用。

依据文中实现的血管内超声中血管中、内膜分割算法和甲状腺相关眼病眼外肌及视神经分割算法,在自动化产生分割目标的分割结果后,对比分割结果与对应的临床参数金标准,评估其自动化求解的临床参数与准确金标准间的相关度与准确性,由此反映对于相关病灶区分割算法研究的实际意义和价值。

3.2 基于深度学习的图像分割技术

3.2.1 人工神经网络

人工神经网络实质即为机器学习中所指的神经网络学习,并非生物学意义上的神经网络,其最广泛的定义为"神经网络是具有适应性的简单单元组成的广泛并行互联的网络,它的组织能够模拟生物神经系统对真实世界物体所做出的交互反应"。神经元模型是人工神经网络的基本单位,可以对与其相连的其他神经元传递的参数进行简单的计算。为了增强人工神经网络的非线性,激活函数作为线性判别器被用于感知机之后,本单元将对神经元、感知机及激活函数进行介绍。

1. 神经元模型

在生物网络中每个神经元的工作方式如下:每个神经元均与其他神经元相连,如果其在与其相连的其他神经元的共同作用下被激活(即所有影响其电位的神经元传来的化学效果叠加后,电位超过一定的"阈值"时),其便会向周围神经元发送化学物质,从而进一步影响周围其他神经元的电位。

为模拟神经元在自然界中生物神经网络中的工作方式,神经元模型被作为基本模型在人工神经网络中感知电位变化并集成运算。1943 年,McCulloch 和 Pitts 将上述生物模型进行建模,将上述情形化为图 3-1 所示的神经元数学模型,这便是一直沿用至今的"M-P 神经元模型"。

如图 3-1 所示,该神经元中的参数值由输入端 x 传递到输出端 y,其中输入端的 x_i 表示

来自第 i 个神经元的输入，w_i 是对应输入端 x_i 对该 M－P 神经元的连接权重，阈值为 b。在神经元模型的运算过程中，输入端的所有输入按权重系数和阈值叠加求和以得到 a，即

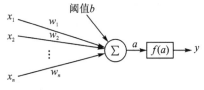

图 3－1　M－P 神经元模型

$$a = \left(\sum_{i=1}^{n} x_i \times w_i \right) - b \qquad (3-1)$$

经激活函数进行进一步判断输出 y，y 代表该神经元在前神经元的影响作用下，产生的对于下一个神经元的输入值。如上所述，多个神经元依次前后链接，便组成了人工神经网络。

2. 激活函数

M－P 神经元可以理解为神经元在输入和偏置的共同影响下，判断该神经元对后续神经元产生作用多少的判别器，其名称即为激活函数。在深度学习网络中，通过在深度神经网络中加入激活函数，神经网络才具备分层的非线性映射学习能力，本节就几种最常用的激活函数进行介绍。

如图 3－2 所示，由于 Sigmoid 函数在物理意义上与生物神经元最为接近，具有指数函数形状，Sigmoid 函数成为使用范围最广的一类激活函数。另外，其从 0 到 1 的输出特性能够用来表示相应分布概率，也可用于输入数据的归一化和构造深度学习中的交叉熵损失函数，其函数定义为

$$f(x) = \frac{1}{1 + \mathrm{e}^{-x}} \qquad (3-2)$$

针对深度学习方向传递过程中的梯度衰减问题，Relu 函数逐渐出现并广泛应用。如图 3－3 所示，Relu 函数能够在 $x > 0$ 时保持梯度不衰减，从而缓解梯度消失问题，此特性解决了神经网络深度做不深、必须分层预训练的问题，能够直接以监督的方式训练深度神经网络，其函数为

$$\begin{cases} f(x) = \begin{cases} x, & x \geqslant 0 \\ 0, & x < 0 \end{cases} \\ f(x) = \max(0, x) \end{cases} \qquad (3-3)$$

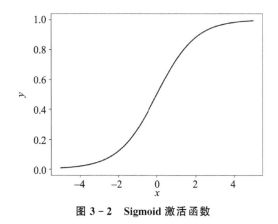

图 3－2　Sigmoid 激活函数

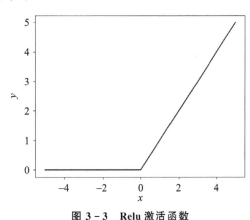

图 3－3　Relu 激活函数

3.2.2　全卷积神经网络

卷积神经网络作为人工神经网络中的一种，其基本组成原理与人工神经网络相同，只是将人工神经网络中的神经元替换为卷积神经网络中的卷积操作以融入空间计算，对于网络结构

来说,其仍然包括输入层、隐藏层和输出层。全卷积神经网络与卷积神经网络的相同点在于其仍使用卷积、池化等卷积神经网络中的运算方式,不同的是由于其目的为将输入图像映射到目标分割图像,便需要引入上采样(如装置卷积)操作来代替卷积神经网络中的全连接层来恢复特征图的空间信息。另外由于深度学习网络复杂度和深度的不断加深,容易产生过拟合问题。本节将对全卷积神经网络中的卷积、池化、转置卷积操作及过拟合问题进行介绍。

1. 卷　积

卷积操作在卷积神经网络中扮演着极其重要的角色,是特征的抽象和提取的主要方式,需要选择局部接受区域的尺寸(Filter Size)用来获取张量的卷积区域,然后选择左右上下移动的步长(Stride)用来控制局部接受区域在张量上的移动长度,通过重复移动进行相同操作将卷积核与对应二维图像位置的值进行相乘并求和来获取特征图,操作实例如图 3 - 4 所示。

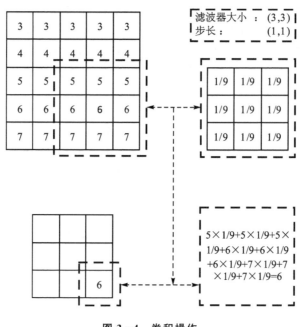

图 3 - 4　卷积操作

2. 池化与转置卷积

(1)池化。池化操作的作用为特征融合及对特征图进行降维,常用于卷积操作之后。与卷积操作不同的是,卷积层中卷积核的参数均不是超参数,其由初始化算法确定,并由反向传递算法更新。而池化层的所有参数都是超参数,这些参数经人工设置后对待池化的特征图进行池化操作,以计算出新的特征图,在这个过程中不存在任何参数的更新和学习。

常见的池化方法包括最大池化和平均池化,本节以最大池化操作为例进行解释,平均池化操作即对池化层中选取最大值进行特征提取更换为选取平均值进行特征提取。如图 3 - 5 所示,根据其原理将卷积核感受野设置为 $2×2$,步长设置为 2,在待池化区中选择最大值作为该池化区提取到的特征值。对于 64 通道的特征图,在各通道独立进行池化操作,因此池化后的通道数与池化前的通道数相同,仍为 64。

(2)转置卷积。相对于下采样过程中的池化操作,图像分割任务中同样需要上采样操作对特征图空间信息进行恢复,转置卷积是一种对特征图进行升维的操作,其原理与卷积操作类似。如图 3-6 所示,即对原特征图进行填充(Padding)后再进行卷积操作,此时所得到的特征图维度比原特征图要大,即达到了空间信息恢复的上采样目的。

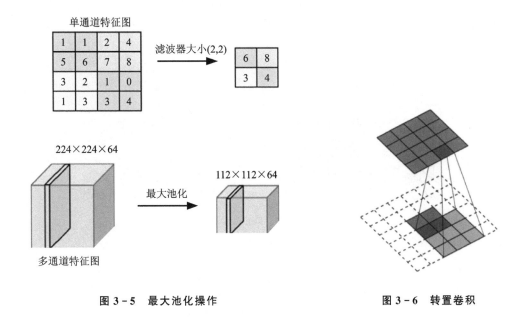

单通道特征图

滤波器大小(2,2)

$224 \times 224 \times 64$

$112 \times 112 \times 64$

最大池化

多通道特征图

图 3-5　最大池化操作　　　　　　　图 3-6　转置卷积

3. 过拟合

过拟合的问题常出现在数据较为单一、假设解决问题的模型过于复杂、参数过多和抽取特征维度过多时,其本质为使用了过于复杂的算法对简单问题进行了复杂逻辑的分析。在深度学习中,过拟合的根本原因是因为其训练数据过少,验证集数据与训练数据过于类似,模型可以完美地预测验证集和训练集,但对测试集新数据的预测较差。可使用以下方式减少过拟合对模型训练的影响:

(1)数据增强。医学影像分割进度要求高,对于金标准的勾画难度大,在算法训练的实际过程中会受到标记训练数据可用性的限制。"数据增强"有助于防止记忆训练数据,提升模型的泛化能力。所以,为了获得更多的数据,通过对现有的数据集进行翻转(Flips)、移位(Translations)、旋转(Rotations)等刚性变换,便可以对深度学习网络增加训练数据复杂度,以削弱过拟合问题带来的影响。

(2)归一化。批量归一化(Batch Normalization,BN)是一种对特征图中参数解空间进行了约束的方式,其功能相当于对特征分布进行了正则,其计算过程为

$$
\begin{cases}
\mu_B \leftarrow \dfrac{1}{m} \sum_{i=1}^{m} x_i \\
\sigma_B^2 \leftarrow \dfrac{1}{m} \sum_{i=1}^{m} (x_i - \mu_B)^2 \\
\hat{x}_i \leftarrow \dfrac{x_i - \mu_B}{\sqrt{\sigma_B^2 + \dot{o}}} \\
y_i \leftarrow \gamma \hat{x}_i + \beta \equiv BN_{\gamma,\beta}(x_i)
\end{cases}
\tag{3-4}
$$

在实际训练过程中,批量归一化的设置可以加快网络的收敛,更容易破坏数据的分布,能在一定程度上防止过拟合。

(3) Dropout。由于深度学习网络的复杂性质和抽取特征的多样性,Dropout 采用随机组合的形式,以减少网络的复杂性和特征抽取的多样性,来达到防止过拟合的目的。其具体计算过程如图 3 - 7 所示。

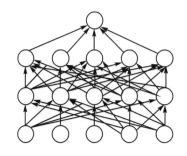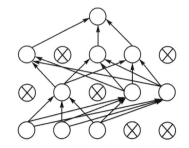

图 3 - 7　Dropout 层

在训练较大的神经网络的过程中,Dropout 这种思想会在每一次迭代的过程中随机"关闭"一些神经元,即把这些神经元从网络中"抹去"。如果设置 Dropout 的值为 0.4,则表示在该神经网络中将有 40% 的神经元被"抹去"。这就相当于在当前的迭代中,原来的神经网络中被随机采样了 60% 的神经元,重新组成了一个原来的神经网络的子网络作为新的神经网络。该网络规模要比原来的神经网络小很多,并且在实际训练过程中,训练代价也比较小。经过多次迭代优化,每次迭代优化都会从原来的网络中做这样的"随机采样"以构造子网络,并且每次构造的网络也都不尽相同。这样就相当于最终网络是在多个子网络的共同影响下进行训练的,由于各个子网络的差异性,最终网络实现了类似"bagging"原理的方式来得到最终的输出结果。

3.2.3　深度学习图像分割算法

常用的传统医学图像分割方法即图像分割的常用传统方法,包括阈值法、边缘检测法和区域生长法等。其中阈值法通过某种方法确定一个或多个阈值,将图像分为目标和背景两类或多个目标区域和背景多类。阈值法极易实现,但由于其基于灰度差异进行分割,若目标区域与背景灰度差异较小或灰度值有一些重叠现象的图像便难以准确分割。边缘检测的方法基于区域边缘的灰度变化较大,通过不同区域间的边缘来对图像进行分割,但常常由于医学影像噪声多、对比度低等,易造成图像的过分割。区域生长法需要人为地选取一个种子点,然后根据种子点处的像素特征与该点周围的像素点进行比较与匹配,将特征相似的像素点合并到目标区域,最终从小到大逐渐生长扩大到整个目标区域,该种方法常常与其他分割方法一起使用,缺点在于需要人工进行交互。综上所述,这些方法对于噪声和模糊的干扰抵抗力较弱,有的甚至需要人机交互才可实现,最重要的是泛化能力不足且不具有自我学习能力。

近年来,计算机技术和人工智能迅速发展,计算机辅助诊断在临床医学中得到广泛应用。深度学习作为机器学习的分支,其依靠人工神经网络的理论支持和计算机计算能力的硬件支持,应用前景十分广阔。

1. FCN

FCN 即全卷积神经网络,2014 年 Long 等第一次提出将卷积神经网络中的全连接层进行卷积化,使其可以通过上采样实现空间信息恢复以进行端到端的像素级语义分割。全卷积神经网络在经典的 FCN 中,主要包括下采样、上采样、跳跃连接三个部分,下采样中使用分类网络(VGG - Net)中的卷积核排列方式对图像进行深层特征的抽取。上采样中将 VGG - Net 最后三层的全连接层全部换成卷积层进行空间信息的恢复以不断提高特征图分辨率。在卷积化过程中,VGG - Net 的三层全连接层节点个数分别为 4 096、4 096、1 000,换上的卷积层卷积核尺寸分别为 $1×1×4\ 096$,$1×1×4\ 096$,$1×1×21$,其中 21 表示语义分割包含的物体类别数。最后,可以通过转置卷积方式,将最后的 $1×1×21$ 卷积核卷积后的结果进行反卷积上采样到原图大小,从而进行像素级的预测。FCN 的结构如图 3 - 8 所示。

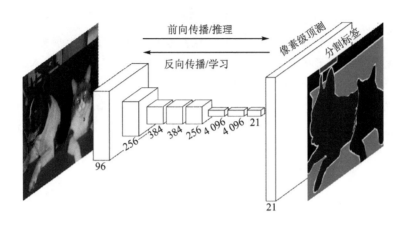

图 3 - 8　FCN 网络结构

另外,FCN 提出的跳连接层被用于增强多尺度特征的融合以提高预测的精细度。此方法将下采样底层的特征图和上采样的高层的特征图融合以得到不同尺度的采样信息,从而改善分割细节。跳连接层和不同尺度特征融合的分割结果如图 3 - 9 和图 3 - 10 所示。

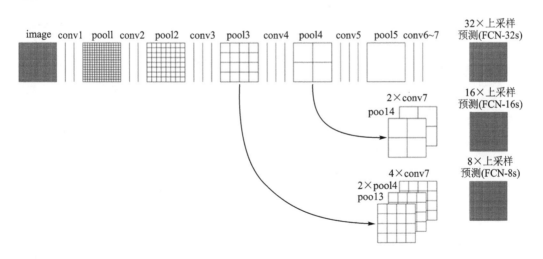

图 3 - 9　FCN 的跳连接

2. U - Net

U - Net 网络以 FCN 为基础架构,对上采样过程和跳连接进行了更为巧妙的设计,其网

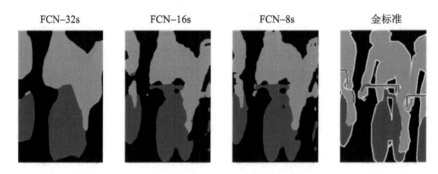

图 3-10　特征图融合分割结果

络结构如图 3-11 所示。上采样和下采样的特征图在相同网络深度上尺寸完全一致,这为跳跃连接补充空间信息提供了条件。在下采样支路中,该网络仍使用 VGG-Net 对图像进行深层特征提取,上采样支路被用于精准的定位与恢复尺度,将不同层次的图像特征特征、分割目标特征及空间特征进行融合。在此之后多数关于图像分割的网络均采用这种对称式的网络架构,在其基础上延伸的 PSPNet、V-Net 等多尺度融合、多通道 3D 分割等网络被广泛应用于医学图像分割研究。

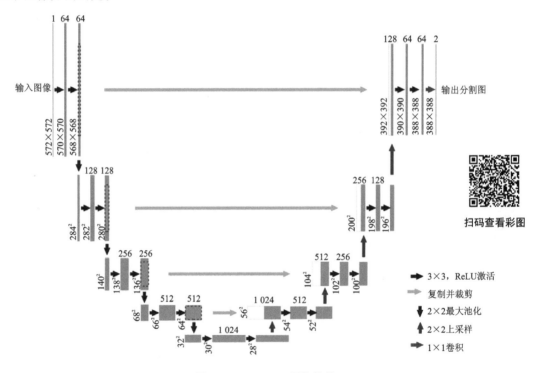

图 3-11　U-Net 网络结构

3. PSPNet

2016 年,Zhao 等提出了金字塔场景解析网络(Pyramid Scene Parsing Network,PSP-Net),该网络为多尺度特征的融合提供了新的思路,其通过构造一个金字塔池化模块以构造出一个特征金字塔(Feature Pyramid Network,FPN),此模块基于不同区域的池化操作对多特征聚合来综合利用上下文信息,从而在场景解析任务上产生高质量的结果。PSPNet 网络结构如图 3-12 所示。

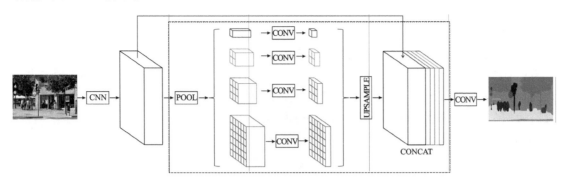

图 3-12　PSPNet 网络结构

3.2.4　医学影像分割评估指标

图像分割的质量和准确度需要有相关的标准进行客观衡量。本小节将对常见分割效果的评价指标进行介绍,包括 Dice 相似系数(Dice Similarity Coefficient,DSC)、交并比(Intersection-over-Union,IOU)、豪斯多夫距离(Hausdorff Distance,HD)。

在评价过程中,通常通过预测结果和金标准的重合程度来表示分割的准确程度,如图 3-13 所示,□部分表示预测的分割结果在金标准以内,即正确的正例(True Positive,TP),▨部分表示预测的分割结果在金标准以外,即错误的正例(False Positive,FP),▨部分表示金标准内未被预测的结果,即错误的负例(False Negative,FN)。

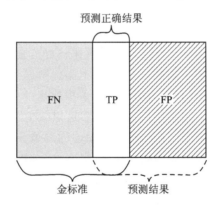

图 3-13　Dice 示意图

(1) Dice。Dice 相似系数是一种集合相似度度量指标,即

$$\text{Dice} = \frac{2\text{TP}}{\text{FP} + 2\text{TP} + \text{FN}} \tag{3-5}$$

金标准结果与预测结果重合度越高,Dice 相似系数越接近于 1,其完全重合时取得最高值;金标准结果与预测结果重合度越低,Dice 相似系数越接近于 0,其完全不重合时取得最低值 0,整个 Dice 值的取值范围为 0～1。

(2) IOU/Jaccard Measure(JM)。IOU 系数与 Dice 类似,也是一种集合相似度度量指标,即

$$IOU = \frac{TP}{FP + TP + FN} \tag{3-6}$$

通常用于计算两个样本的相似度,取值范围仍为 0～1,分割结果最好时值为 1,最差时值为 0。另外 Jaccard Measure(JM)与 IOU 的定义相同,是其另一个名称。

(3) HD。与 Dice 相似性系数和 IOU 值不同的是,Dice 系数和 IOU 值对分割区域的内部填充比较敏感,而 HD 对分割出的边界比较敏感,更能反映两条曲线的拟合程度,其原理其可理解为一个点集中的点到另一个点集的最短距离的最大值,即

$$d_H(X,Y) = \max[d_{XY}, d_{YX}] = \max\{\max_{x \in X} \min_{y \in Y} d(x,y), \max_{y \in Y} \min_{x \in X} d(x,y)\} \tag{3-7}$$

3.3　血管内超声影像的血管中、内膜分割算法

心血管疾病具有发病率高、死亡率高、不可逆等特点,动脉粥样硬化性心血管疾病是心血管疾病中的主要发病原因。动脉粥样硬化斑块通常由脂质、炎症细胞和钙沉积组成,这些斑块的破坏取决于其组成成分,包括钙化、纤维、纤维脂质和坏死等。因此,需要对斑块的分布进行分析,然后利用其回声性来区分斑块成分。血管内超声是一种基于导管的常用的成像方式,它可提供冠状动脉的实时动脉的横断面断层图,以分析冠脉造影无法显示的早期病变、管腔狭窄情况、堵塞形态等,血管内超声已成为判断冠状动脉粥样硬化的黄金标准。

3.3.1　现实问题

虽然血管内超声可以评估血管形态,但对于人眼分析来说获得的冠状动脉图像并不容易,因此从血管内超声中自动和准确地分割内膜(Lumen,LU)和中膜(Media-adventitia,MA)血管壁将有利于医务人员通过自动标记圆形层的边界来诊断心血管疾病。当前,因为 IVUS 图像通常包含重要的成像伪影且切片数量较多,临床上影像科医生通过抽样的方式每隔一定数量的切片勾画一张切片,并通过计算机的插值拟合来构建出一个较为准确的三维模型来观察血管内状况并诊断心血管疾病。在这种情况下,虽然可以减少医生勾画时间,但此种方式仍不能克服临床医生之间的主观性误差。在基于深度学习的图像分割技术背景下,多尺度特征融合可以有效提升对于图像细节部分分割的准确度,以下部分将完整介绍基于 U-Net++ 和特征金字塔的血管内超声影像中、内膜分割网络 IVUS-U-Net++。

3.3.2　数据概况及网络设计

1. 任务目标

如图 3-14 所示,基于经典的具有跳接的经典对称分割架构,许多研究者使用全卷积神经网络实现了对于血管中、内膜的分割。在网络的下采样路径中,通过卷积算子自动地从影像中提取深层特征;在网络的上采样路径中,通过转置卷积将特征图逐步映射恢复其空间结构,逐步恢复到原始尺度。在此采用血管内超声分割领域的杰出网络 IVUS-Net 作为对比分割网络,采用与 Google inception 网络类似的双路径卷积算子作为基础卷积块,这种聚合与多尺度信息的结构细节如图 3-15 所示。

虽然 IVUS-Net 对于血管内超声图像有较好的识别与分割效果,但双路径卷积算子的特

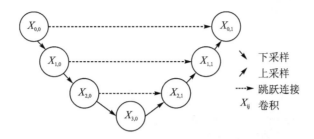

图 3 - 14　图像分割的下采样、上采样结构

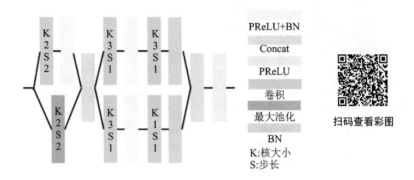

图 3 - 15　IVUS 的双路卷积

征融合仅在基础卷积块内实现,由此导致多尺度特征融合不够充分。为了将网络中的多尺度特征更充分地融合,并考虑如此复杂的融合网络可能具有过拟合问题,在此提出了一种基于U - Net＋＋的特征金字塔融合网络,该网络既通过自有的剪枝策略自适应地调整网络的深度和多余的跳连接来防止过拟合,还将多尺度特征在网络中融合得更为充分,在网络的输出位置还使用了多尺度的特征图对预测结果的各像素点的分类结果进行投票监督,从而最终生成图片的二值分割结果。这样不仅在分割精度上更为准确,而且分割结果更为圆滑,这种光滑的轮廓更为自然,更贴近临床医生标注时产生的真实轮廓标注效果。另外,根据算法模型对于血管内超声影像的中、内膜分割结果和实际的临床需要,对最大 EEM 直径、最小 EEM 直径、EEM面积、最大 Lumen 直径、最小 Lumen 直径、Lumen 面积、Lumen 偏心率、最大斑块厚度、最小斑块厚度、斑块偏心率、斑块面积、斑块负荷共 12 种临床参数进行了进一步自动化测量,并对根据预测结果求得的结果与根据金标准求得的结果进行了相关性分析。

2. 实验数据简介

本研究收集了河南省郑州市第七人民医院 2020 年 2 月至 2020 年 3 月的 IVUS 数据,共包括 18 例患者,总计 1 746 张血管内超声横断面图像。所有患者的影像均由专业的影像科医生使用商用血管内超声机器(EagleEye, Volcano Corporation, Cordova, CA, USA)从靶病灶远端开始扫描,并以固定速度(0.5 mm/s)将其匀速拉回病灶区近端。一名专业的 IVUS 影像科医生从整个切片序列中人工筛选确定包含目标病灶的待分割的切片序列,并对这些切片中的 Lumen 和 MA 边界进行手动标注。如图 3 - 16 所示,图片中的实线和虚线轮廓分别代表Lumen 和 MA 边界,另外,在临床上,Lumen 和 MA 之间的区域即为堵塞血管的斑块等物质。

3. 基础结构——U - Net＋＋

如图 3 - 17 所示,U - Net＋＋是一种先进的通用图像分割体系结构,可以实现较为准确的图像分割。U－Net＋＋由不同深度的 U－Net 嵌套组成,可以通过自适应的剪枝保留最适宜的深度提取的图像特征,解决了 U－Net 的网络深度由人工确定、不能知道多少层的网络深度可以最优地解决当前图像分割任务的问题。另外,其跳连接并不止在同层进行横向连接,而是解码器通过重新设计的跳过路径以相同的分辨率密集连接,旨在解决 U－Net 的跳连接不必要的限制性设计问题,通过自适应的剪枝来学习最适宜的卷积组成结构。

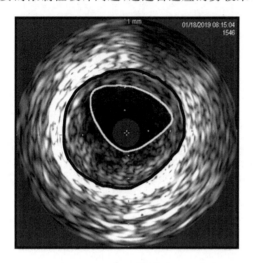

图 3－16　IVUS 图像及标签

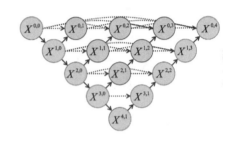

图 3－17　U－Net＋＋网络结构

4. 特征金字塔结构及后处理

图 3－18 所示为本章提出的基于深度神经网络 U－Net＋＋的网络结构 IVUS－U－Net＋＋,其主干为更好地利用多尺度信息的融合网络 U－Net＋＋,对每一层和每一个卷积块的特征图均进行了转置卷积,通过与同一层卷积块及下层转置卷积后的特征图的跳跃连接结合,这种倒金字塔结构呈现出更为复杂的特征表示。比如,图中来自卷积块(0,3)的特征映射表达式为

$$F(i=0,j=3)=F(0,0)+F(0,1)+F(0,2)+\mathrm{Tr}(F(1,2)) \tag{3-8}$$

式中包含了同层卷积快(0,0)、(0,1)、(0,2)三个特征图的信息和下层卷积快(1,2)的装置卷积结果。

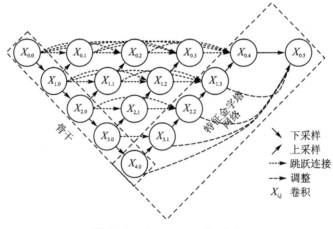

图 3－18　IVUS－U－Net＋＋

另外,为了进一步克服深层次网络的梯度消失问题和过拟合问题,采用预训练模型的权值作为下采样骨干网络的初始参数,并且在每个卷积层后使用批处理归一化和 Relu 激活函数加速网络训练,保证网络的非线性。此外,为了充分利用从不同尺度提取的信息,在网络的输出端,上采样过程中每层的特征图均参与到对于网络输出位置(0,5)的监督。利用该特征金字塔网络,一个具有并行连接的投票机制网络生成最终的分割概率图,图 3-19 展示了一张 IVUS 切片的预测概率图。训练过程中,采用基于 Dice 相似系数的损失函数表示预测输出和金标准之间的差异,即

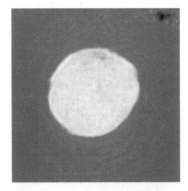

图 3-19 IVUS 预测概率图

$$DSC-Loss(R,R') = 1 - \sum_i \sum_j \frac{2|R_{ij} \bigcap R'_{ij}|}{|R_{ij}|+|R'_{ij}|} \times 100\% \qquad (3-9)$$

对于端到端的全卷积神经网络,由于网络在训练阶段是由二值的金标准进行引导的,所以在预测阶段,网络输出生成相应的概率图中像素值越高(即图中亮度较高的部分)表示是目标的可能性越高;相反,像素值越低(即图中亮度较低的部分)表示其为非目标(即背景)的概率越高。为了从概率图中得到二值映射,使用了自适应阈值 OSTU 算法对概率图进行二值化以确定明确的分割结果。最后,考虑到待分割目标在临床中为一个全连通区域,因此最终的分割结果仅保留二值图中最大的连通区域,去掉其他较小的误判区域。

3.3.3 临床参数自动获取

为了进一步评估临床有效性,本文根据美国心脏病学会 IVUS 共识所声明的公式和标准,对最大 EEM 直径、最小 EEM 直径、EEM 面积、最大 Lumen 直径、最小 Lumen 直径、Lumen 面积、Lumen 偏心率、最大斑块厚度、最小斑块厚度、斑块偏心率、斑块面积、斑块负荷共 12 个临床参数在分割结果及金标准上分别进行了计算。具体临床参数的计算方式如下,最长或最短直径通过遍历搜索通过质心的所有直线来获得,面积参数通过计算对应目标轮廓内的像素点个数来统计。

最大 EEM 直径(Maximum EEM Diameter):通过 MA 质心的最长直径。

最小 EEM 直径(Minimum EEM Diameter):通过 MA 质心的最短直径。

EEM 面积(EEM CSA):以 MA 为边界的区域面积。

最大 Lumen 直径(Maximum Lumen Diameter):通过 Lumen 质心的最长直径。

最小 Lumen 直径(Minimum Lumen Diameter):通过 Lumen 质心的最短直径。

Lumen 面积(Lumen CSA):以 Lumen 为边界的区域面积。

Lumen 偏心率(Lumen Eccentricity):(最大 Lumen 直径-最小 Lumen 直径)/最大 Lumen 直径。

最大斑块厚度(Maximum Plaque Plus Media Thickness):通过 Lumen 质心的 MA 到 Lumen 边缘的最大距离。

最小斑块厚度(Minimum Plaque Plus Media Thickness):通过 Lumen 质心的 MA 到 Lumen 边缘的最小距离。

斑块面积(Plaque Plus Media CSA)：Lumen 面积－MA 面积。

斑块偏心率(Plaque Plus Media Eccentricity)：(最大斑块厚度－最小斑块厚度)/最大斑块厚度。

板块负荷(Plaque burden)：斑块面积/MA 面积。

3.3.4　实验结果及分析

该实验所有代码基于 Keras 2.2.24 深度学习框架使用 Python 语言编写,实验在一台装有 Linux 操作系统的服务器上进行,机器配有一块英伟达的 TeslaP100 GPU,GPU 显存为 16 GB,并使用 CUDA 9.0 进行加速。在训练阶段,实验使用了 RMSprop 优化器对损失函数进行最小化优化,并根据逆向传递算法对网络中的参数进行不断更新。经过多次调参实验观察,学习率(Learning Rate)最终被设置为 0.000 1,迭代次数(Epoch)个数被设置为 201。另外,为了加快收敛速度并减少过拟合的影响,采用 ImageNet 中预训练模型中的权值初始化下采样模型主干的参数。对于数据的分配,实验从 18 例患者的 1 746 幅图像中随机选择了 18 例患者的 174 幅图像作为独立测试数据,剩余的 1 572 幅图像作为训练/验证数据,采用了 10 倍交叉验证的方式选取最优模型,并验证该网络模型的稳定性。

1. 分割质量评估

为了确定最优模型并验证模型的稳定性,该课题使用不同的训练和验证数据集组合,用 10 倍交叉验证来训练提出的 IVUS－U－Net＋＋。并且在独立测试数据集上进行对比验证,结果如表 3－1 所列。在优化模型中,管腔边界达到 0.941 2 JM、0.063 9 HD,MA 边界达到 0.950 9 JM、0.086 7 HD。

表 3－1　IVUS－U－Net＋＋10 折交叉实验对独立测试集的预测结果

内膜		中外膜	
JM	HD/mm	JM	HD/mm
0.933 5	0.066 7	0.950 9	0.086 7
0.938 1	0.075 3	0.9479	0.106 3
0.935 1	0.691 9	0.949 7	0.094 2
0.927 5	0.885 5	0.947 3	0.113 1
0.937 1	0.641 5	0.935 9	0.190 2
0.938 1	0.070 8	0.944 9	0.135 8
0.941 2	0.063 9	0.938 7	0.1342
0.935 7	0.070 7	0.949 6	0.172 8
0.933 1	0.077 6	0.937 6	0.136 2
0.935 7	0.076 1	0.940 1	0.119 0

注:IVUS－U－Net＋＋分割性能的评价通过 Jaccard Measure(JM)、HD 进行计算,其中,HD 以 mm 为单位评估定量结果。

为说明 IVUS－U－Net＋＋在血管内超声图像上优异的分割能力,搭建了图 3－16 中带有跳连接的对称结构网络 U－Net 和图 3－17 中带有卷积块的 IVUS－Net 作为对比模型。根据独立测试集中评价指标 JM 的统计,从测试集中选取了 U－Net、IVUS－Net 和 IVUS－U－Net＋＋三组模型的最差预测切片,见图 3－19 和图 3－20(c)、图 3－20(e)、图 3－20(h),并对同一预测切片的另外两个模型的预测结果横排放置进行对比,见图 3－19 和图 3－20 中的 Group1、Group2 和 Group3。图 3－20 和图 3－21 分别反映了 Lumen 和 MA 边界的分割情况,其中图 3－19 所示为 U－Net、IVUS－Net 和 IVUS－U－Net＋＋三组模型对于三组数据 Lumen 轮廓的分割结果,图 3－20 所示为对于三组数据 MA 轮廓的分割结果,所有图中的黑色轮廓代表影像科医生手动勾画的金标准轮廓,白色轮廓代表 U－Net、IVUS－Net 和 IVUS－U－Net＋＋三组模型对于该切片的预测结果轮廓。

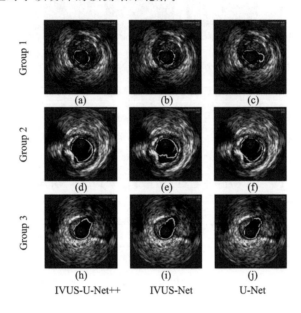

图 3－20　三种网络结构的 Lumen 分割结果对比

经过三种模型预测结果的横向对比,图 3－20(c)和图 3－21(e)、图 3－21(f)由于受到伪影的影响而明显带有凸出,图 3－20(b)、(c)和(e)由于受到感受野的限制,在亮度变化明显的区域明显做出了误判,这些较为明显的模型劣势均出现在 U－Net、IVUS－Net 两网络模型中。而这些切片的横向对比过程中,IVUS－U－Net＋＋在图 3－20 中 Group1 和图 3－21 的 Group2 中均保持了较为准确的分割水平,从视觉上也具有明显的质量差异。即使对于 IVUS－U－Net＋＋在测试集中的最差预测结果的切片(见图 3－20(h)和图 3－21(h)),其分割结果仍然具有较好的分割质量。这些分割结果佐证了本文对于该网络的设计思路,由于 U－Net＋＋多尺度特征的融合和特征金字塔网络对于输出结果的监督,IVUS－U－Net＋＋的感受野范围明显增大,对于轮廓边缘细节部分的把握更为精准,不仅在视觉上重合度更高,而且还产生了类似于放射科医生标注的平滑边界的意外收获。

以上通过视觉可视化对模型的分割结果进行了横向比较,但这些典型切片无法代表独立测试集中的所有预测情况,因此,对所有切片预测结果的 JM 和 HD 进行统计,并对三组模型

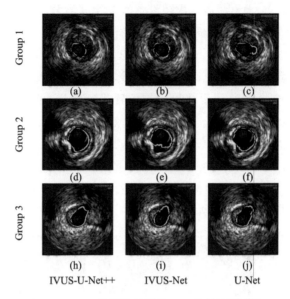

图 3 - 21　三种网络结构的 MA 分割结果对比

进行了横向对比。表 3 - 2 给出了三组模型分割结果的 JM 和 HD 的均值和标准差。对于 Lu-men 边界和 MA 边界,IVUS - U - Net＋＋与另外两个对比模型 IVUS - Net 和 U - Net 相比,均获得了最佳的 JM(0.941 2/0.950 9)和最佳的 HD(0.063 9/0.086 7)。

表 3 - 2　IVUS - U - Net＋＋在测试数据集上与 IVUS - Net 和 U - Net 的对比

评价指标	内　　膜		中外膜	
	JM	HD/mm	JM	HD/mm
IVUS - U - Net＋＋	0.941 2(0.000 9)	0.063 9(0.001 9)	0.950 9(0.000 6)	0.086 7(0.003 9)
IVUS - Net	0.926 4(0.001 3)	1.049 3(0.375 8)	0.936 3(0.001 5)	1.618 0(0.975 1)
U - Net	0.930 4(0.000 8)	0.107 8(0.095 2)	0.940 3(0.001 4)	0.627 8(1.598 7)

注:分割模型的分割性能评价通过 Jaccard Measure(JM)、HD 进行计算,其中,HD 以 mm 为单位评估定量结果。

　　通过 IVUS - U - Net＋＋与 U - Net、IVUS - Net 这两种先进模型在可视化结果和评价指标上的横向比较,对于 Lumen 和 MA 轮廓的分割识别问题,IVUS - U - Net＋＋获得了最高的 JM 和 HD 指标以及更好的视觉分割效果。为了进一步对 IVUS - U - Net＋＋模型产生的所有预测结果进行研究,针对 Lumen 和 MA 轮廓,选取了测试集中 JM 排名前三和后三的较优例和较差例进行分析讨论。

　　图 3 - 22 和图 3 - 23 分别展示了 IVUS - U - Net＋＋对于 Lumen 和 MA 分割的最差组和最优组的代表性切片。对于内膜(Lumen)边界,较差的轮廓边界全部受到了伪影和与斑块对比度低的影响;而对于较优组,由于其超声影像对比度较好,且轮廓边界形状规则,预测的结果极为接近金标准轮廓。对于中膜(MA)边界,最优组的影像对比度极高且没有出现伪影,而由于较差组伪影的出现和相对较低的对比度,模型错误地将阴影或组织识别为 MA 边界内的部分,使得较差组的 MA 边界总是比金标准更凸出。总之,对于情况对比度相对较低、带有伪影或斑块形状不规则的数据,模型的分割判断容易出现一定的误差。

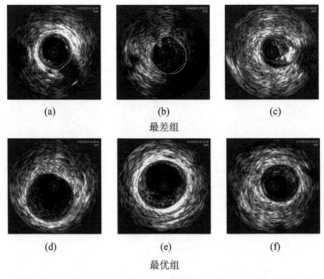

图 3 - 22　IVUS - U - Net＋＋的最差、最优 lumen 分割结果

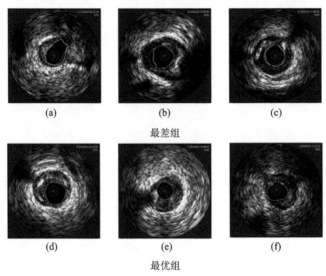

图 3 - 23　IVUS - U - Net＋＋的最差、最优 MA 分割结果

2. 临床参数相关性评估

对最大 EEM 直径、最小 EEM 直径、EEM 面积、最大 Lumen 直径、最小 Lumen 直径、Lumen 面积、Lumen 偏心率、最大斑块厚度、最小斑块厚度、斑块偏心率、斑块面积、斑块负荷共 12 个临床参数在分割结果及金标准上分别进行了计算，并对两组数据的相关性进行了研究。其中散点图中的横纵坐标分别代表某一种参数的金标准求值和预测结果求值，Bland - altman 分析研究了金标准求值和预测结果求值之间的误差情况。结果表明图 3 - 24 中的散点图均落在直线 $y=x$ 附近，显示了金标准求得的临床参数和预测结果之间存在的线性关系和一致性。图 3 - 25 中的 Bland - altman 分析反映了以金标准求值与预测结果的差值为纵坐标，并以平均值为横坐标的误差分布情况，另外图中的虚线为差异值的均值±1.96Sd（即 95％的置信区间），图中的结果显示在 95％的置信度范围内，预测结果与金标准之间具有良好的相关性可信度，大部分点都落在上下一致性区间内。

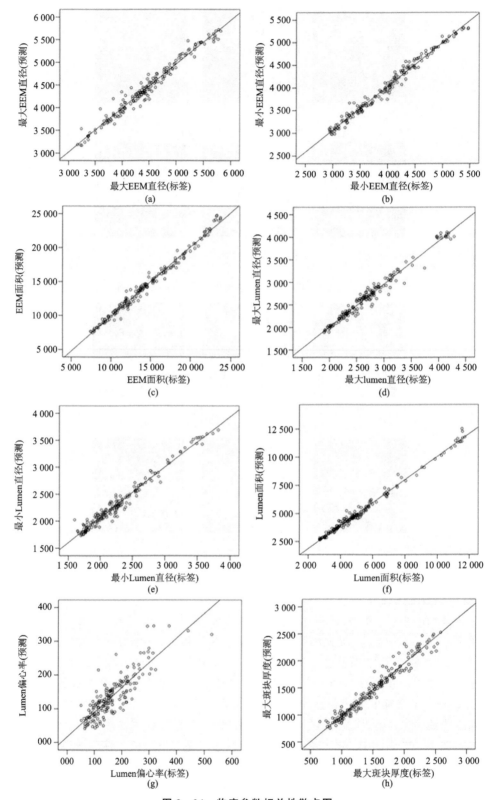

图 3-24 临床参数相关性散点图

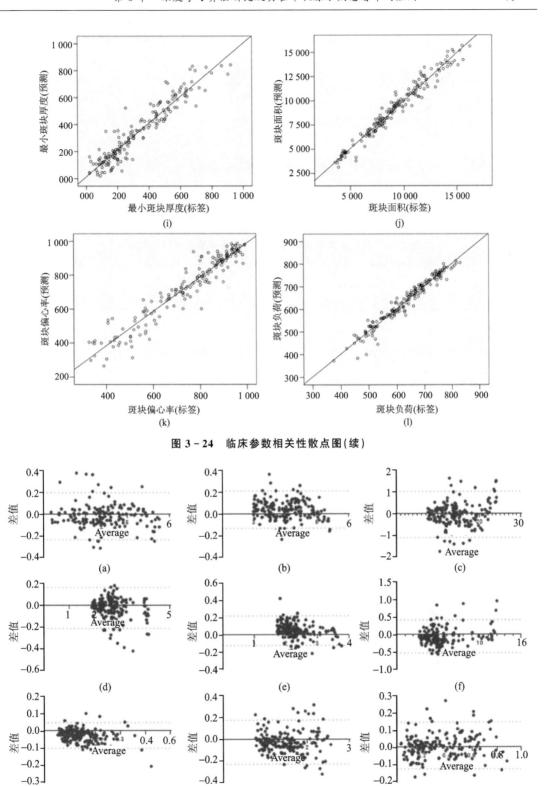

图 3 - 24　临床参数相关性散点图(续)

图 3 - 25　临床参数相关性 Bland - altman 分析

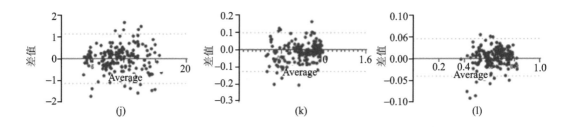

图 3 - 25　临床参数相关性 Bland - altman 分析(续)

为了准确量化两组结果之间的相关性系数,使用 IBM SPSS Statistics 20 软件对金标准求值和预测结果求值之间的 Pearson 相关系数进行了分析讨论,分析结果如表 3 - 3 所列。

表 3 - 3　临床参数的预测结果求值与金标准之间的定量分析

目　标	评估指标			
	R	MAE	RMSE	RE(min,max)/%
最大 EEM 直径	0.984	−0.021 4(mm)	0.113 1(mm)	(−0.071 3, 0.105 5)
最小 EEM 直径	0.991	0.038 5(mm)	0.095 4(mm)	(−0.059 7, 0.110 7)
EEM 面积	0.992	−0.053 7(mm²)	0.547 3(mm²)	(−0.157 3, 0.136 2)
最大 Lumen 直径	0.986	0.025 9(mm)	0.100 2(mm)	(−0.116 6,0.067 0)
最小 Lumen 直径	0.985	0.050 8(mm)	0.100 9(mm)	(−0.085 0,0.266 0)
Lumen 面积	0.995	−0.049 7(mm²)	0.248 2(mm²)	(−0.122 4,0.196 5)
Lumen 偏心率	0.858	−0.027 4	0.046 6	(−0.627 0,1.148 9)
最大斑块厚度	0.975	−0.027 0(mm)	0.107 4(mm)	(−0.150 7,0.349 4)
最小斑块厚度	0.948	0.010 7(mm)	0.069 8(mm)	(−0.776 4,7.062 3)
斑块面积	0.981	−0.004 0(mm²)mm²	0.583 1(mm²)	(−0.314 5,0.181 8)
斑块偏心率	0.955	−0.012 3	0.058	(−0.388 0,0.310 5)
斑块负担	0.976	0.012 3	0.022 1	(−0.186 5,0.110 8)
平均值	0.969	−0.009 9	0.174 4	(−0.254 6,0.837 1)

注:R 为相关性系数;MAE 为平均绝对误差;RMSE 为均方根误差;RE 为相对误差。

在 12 个临床参数中,Bland - altman 反映了所有临床参数都保持在了 95% 的置信区间内,大部分临床参数的 R 值都大于 0.95。仅对 Lumen 偏心率的计算,由于精确的计算依赖于 Lumen 最大直径和最小直径的精确计算,由于误差的累积,其相关系数 R 比 Lumen 最大直径和最小直径的相关系数 R 减小了,取得了相关系数中的最低值。

3.4　甲状腺相关眼病眼外肌和视神经的语义分割算法

甲状腺相关性眼病(Thyroid Associated Ophthalmopathy, TAO)是以眼后及眼眶周围组织的浸润性病变为特征的自身免疫性疾病,它主要因眼外肌及眼眶结缔组织的炎症反应及纤维化导致眼眶内容物体积增大,引起眼球突出、眼睑退缩、睑裂高度增加、球结膜水肿、充血,眼球运动障碍、复视、视神经压迫,造成眼干、复视等不适,是成人最常见的眼眶病。临床上,

TAO 既可发生于 Graves 患者,也偶尔发生于桥本甲状腺炎患者。近年来其发病率呈逐渐上升趋势。

3.4.1 现实问题

目前用于评价 TAO 眼眶周炎性活动度常用的方法主要有 CAS 评分,以患者症状为依据,评分越高,TAO 的活动性越高。CAS 评分在临床上比较常用,但无法反映 TAO 的病理状态,且评分指标中有较多主观成分,特别是对于 CAS 评分小于 3 分的患者,其特异性不到 60%,从而影响了临床评价的准确性。

影像学检查是判断炎性活动期的重要辅助方法,目前常见的影像检查有 CT、MRI 和核医学。利用 CT 或 MRI 影像技术,临床研究发现承担着眼球运动功能的眼外肌结构可能在甲状腺相关眼病疾病的异常情况下发生改变,这些结构的改变可以通过几个形态学参数(直径、面积、体积等)来量化,然而临床医生通常从图像中手动勾勒肌肉边界,这是一项相对乏味的工作,并且其勾勒结果较为主观。因此,如何有效、高效地对眼外肌和视神经进行语义分割已成为一个十分重要的课题。

3.4.2 数据概况及模型设计

1. 任务目标

针对甲状腺相关眼病眼外肌和视神经语义分割问题,利用数据的三维特性,使用计算机断层(CT)影像,提出了一种结合上下文信息的 V - Net 语义分割网络。在训练过程中通过对标注后的图像进行平移、旋转、高斯噪声等数据增强,增加训练数据集的样本大小,缓解过拟合问题,提高模型的鲁棒性和泛化性。该方法通过对网络输出通道的改造,并使用浸漫算法做合理的后处理,从而实现了对四种眼外肌及视神经五个目标区域的语义分割,并进一步对各目标组织的体积特征进行了求解。

2. 实验数据简介

该研究共包括 97 个疑似甲状腺相关眼病患者,采集时间从 2018 年 8 月至 2019 年 6 月,采集地点为湖南省长沙市湘雅医院。在采集过程中,所有患者均用一台 16 层 CT 扫描仪(Precedence 16,SPECT/CT,Philips Medical Systems,荷兰)无对比度增强,扫描参数为:140 kV,100 mA,片厚 1 mm,间隔切片之间为 0.5 mm。如图 3 - 26 所示,眼眶 CT 扫描采用连续轴向(Y 方向)切片,患者头部平行于法兰克福平面,并被要求全程闭合眼睛。经过统计由于眼睛大小的变化,每个患者切片的数量(Z 方向)不同(45~126 张,平均 81 张,共 7 879 张切片),平均平面内像素大小约为 0.339 3 mm×0.339 3 mm(0.22~0.31 mm:40 例;0.31~0.40 mm:32 例;0.39~0.49 mm:25 例)。图像大小以 Y 方向为基准从 142 像素到 642 像素(平均 291 像素),X 方向的大小是固定的所有患者均为 768 像素。本研究得到湘雅医院伦理道德委员会的认可,所有参与此次研究的患者均签署了参与匿名分析的书面知情同意书。

图 3 - 26 对图像预处理的工作流程进行了说明,在预处理过程中,一名受过良好训练的放射科医生从冠状图(即图 3 - 26(b)方向)确认起始片和结束片,以确保中间区域完全包括了 4 种眼外肌和视神经,如图 3 - 26(a)所示。之后从这些直接切片(见图 3 - 26(b)和图 3 - 26(c))中自动生成统一大小为 256×256 的感兴趣区域(Region of Interest,ROI),再由专业的影像科医生对目标进行语义标注。标注过程中,使用开源交互式软件工具 Labelme。

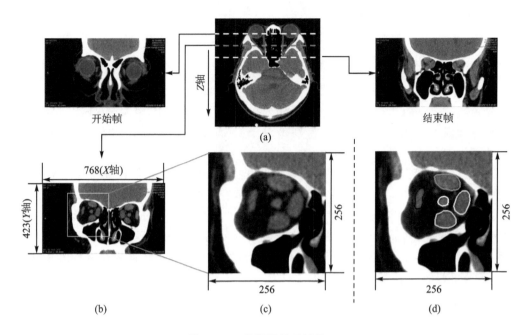

图 3 - 26　数据预处理过程

操作员在每个切片上手动绘制上直肌、外直肌、内直肌、下直肌和视神经五个区域的轮廓作为金标准如图 3 - 26(c)所示。然后，利用 one - hot 编码将标注语义映射为多通道语义标签（6 个单通道语义映射，分别对应于背景、上直肌、外直肌、内直肌、下直肌和视神经）。

3. 基础结构——V - Net

与 U - Net 等 2D 语义分割模型相比，V - Net 网络可以结合数据三维特性中的层间上下文信息，协同 3D 体素的相邻切片提供补充信息，协助分割。提出的眼外肌和视神经分割模型即为一个基于 V - Net 的深度神经网络，该模型的输入尺寸为 $256 \times 256 \times 32$ 的三维裁剪 OCT 体素，输出为多通道语义概率图（6 通道，分别代表背景概率图、上直肌概率图、外直肌概率图、内直肌概率图、下直肌概率图和视神经概率图），该语义分割全卷积神经网络的结构如图 3 - 27 所示。

该网络由提取特征的下采样路径和恢复下采样特征的上采样路径组成，在下采样过程中，通过卷积算子从图像中自动提取特征。对比传统的 V - net 网络使用的 $5 \times 5 \times 5$ 卷积核，该网络的卷积层使用了一个 $3 \times 3 \times 3$ 卷积核，总卷积核的数量也从 21 减少至 17。通过这种方式，不仅减少了网络中的卷积核个数，而且减少了每一层的参数量。总的来说，该深度学习网络的参数量从 9.6 M 减少到 8.6 M，训练过程明显加快。

另外，在每个卷积层中的卷积操作后，使用了核大小为 $2 \times 2 \times 2$，步数为 2 的池化算子对特征映射进行下采样，以此增大网络的感受野以提取高级特征。另外，为了避免梯度消失，加速网络训练，保证网络的非线性，在创建每个卷积层后，网络还进行了批处理归一化和 Relu 激活函数的操作。

4. 多通道语义输出及后处理

在网络的末端，使用了核尺寸为 $1 \times 1 \times 1$ 的卷积层将多维特征图映射转换为多通道概率映射的多通道语义概率图以接受多通道的语义标签的引导，并在实验训练过程中，使用 Sig-

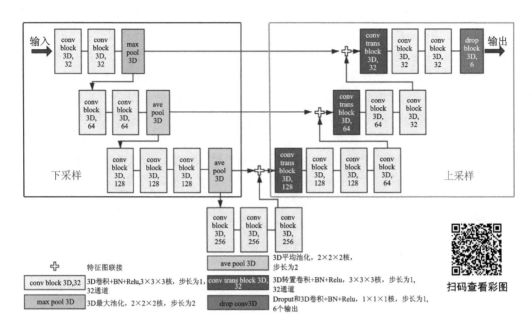

图 3 - 27　SV - Net 网络结构

moid 交叉熵作为损失函数,该损失函数的定义如下:

$$P_{ijk} = \sigma(\mathrm{logits}_{ijk}) = \frac{1}{1 + \mathrm{e}^{-\mathrm{logits}_{ijk}}}$$

$$\mathrm{Loss} = \sum_i \sum_j \sum_k - [y_{ijk} \times \ln(P_{ijk}) + (1 - y_{ijk}) \times \ln(1 - P_{ijk})] \qquad (3-10)$$

为了在预测过程中将多通道概率图映射转换为每个语义通道的二进制映射,实验选择每个体素中概率最大的通道代表的类别作为预测结果。另外,考虑到在每个通道中,目标都是全连通的区域,没有任何的空洞,后处理过程首先将浸漫算法应用于每个通道的二进制映射中以去除空洞,再通过计算每个连通分量中的像素数量,选取连通最大的区域作为该通道的最终分割结果。综上,便可以将多通道的概率图转化为 6 个单通道语义映射,分别对应于背景、上直肌、外直肌、内直肌、下直肌和视神经。

3.4.3　临床参数自动获取

为了进一步评估临床有效性,使用金标准以及经过后处理的对应背景、上直肌、外直肌、内直肌、下直肌和视神经的六通道语义二值图分别对目标体积进行了计算,具体临床参数的计算过程考虑到了上文提到的像素数量、像素间距及层间间距,其中像素数量通过累加该 3D 体素各切片内的分割目标包含的像素数量进行求解。

3.4.4　实验结果及分析

该实验所有代码基于 Tensorflow1.12.0 深度学习框架使用 Python 语言进行编写,实验在一台装有 Linux 操作系统的服务器上进行,机器配有一块英伟达的 Tesla P100 GPU,GPU显存为 16 GB,并使用 CUDA 9.0 进行加速。在训练阶段,使用了 Adam 优化器对损失函数进行最小化优化,并根据逆向传递算法对网络中的参数进行不断更新。经过多次调参实验观察,学习率(Learning Rate)最终被设置为 0.000 1,迭代次数(Epoch)个数被设置为 125。在每次迭代的过程中,batch 被设置为 4,并耗费了 1.68 s 对每个 batch 进行训练。对于数据的分配,实验从 97 例患者(共包含 7 879 张切片)中随机选择了 88 例患者(共包含 7 143 幅图像)作为训练/验证数据,剩余的 9 例患者(共包含 736 幅图像)作为独立的测试集。实验过程采用了 10 倍交叉验证的方式选取最优模型,并验证该网络模型的稳定性。在训练阶段,从 CT 序列中随机选取 32 张切片的三维喂入网络进行学习。在预测阶段,为了预测每个患者的整个序列的语义分割结果,实验采用了滑动窗口扫描技术,从 Z 轴上依次以步长为 1 的滑动距离裁剪出 32 个切片的体素进行预测,并综合每张切片上的总概率及预测次数进行投票统计出最终概率。

　　作为对比,实验还将 U - Net 的输出端进行语义改造,简称 SU - Net,其将 V - Net 中的三维操作替换为二维操作,对训练中的切片进行训练,并对测试集中的切片进行预测。以 SU - Net 作为对比模型,从测试集中挑选了一名患者对两模型的分割结果进行比较,又由于相邻切片相似度较高而且单名患者的切片数较大,图中对整个序列每隔 13 张切片选取一个切片进行采样,以此来展示测试数据集中的语义分割结果。

1. 分割质量评估

　　如图 3 - 28 所示,SU - Net 和 SV - Net 对于大部分语义信息都成功地进行了提取,但是如箭头所指的区域,SV - Net 和 SU - Net 的分割结果存在明显的差异。在当前患者预测结果的第 1 帧的下直肌部位,金标准经影像科医生确认为下直肌存在,但由于眼球部位的影响,

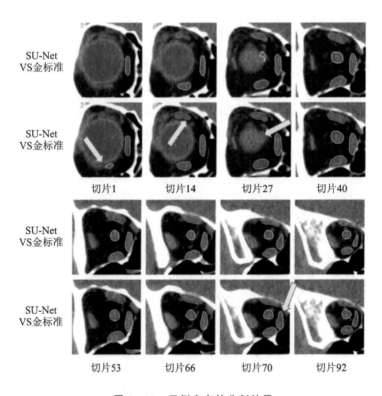

图 3 - 28　示例患者的分割结果

SU－Net 并未做出任何预测,而 SV－Net 预测出了部分区域;在当前患者预测结果的第 14 帧的上直肌部位,金标准经影像科医生确认为上直肌存在,但 SU－Net 仅预测出了小部分区域,而 SV－Net 预测出了大部分区域;在当前患者预测结果的第 27 帧的视神经部位,金标准经影像科医生确认为视神经被眼球组织遮挡未显露,SU－Net 对于视神经位置出现了错判,而 SV－Net 预测结果与金标准一致;在当前患者预测结果的第 79 帧的内直肌部位,金标准经影像科医生确认为内直肌存在,SU－Net 和 SV－Net 均预测出了部分区域,但 SV－Net 对于轮廓的边缘更为敏感,判断更为准确。

从视觉上看,SV－Net 与 SU－Net 相比的分割结果更接近金标准地标注情况,这清楚地表明了三维深度学习神经网络相对于二维神经网络的优势。

以上通过视觉可视化对模型的分割结果进行了横向比较,但这些典型切片无法代表独立测试集中所有患者的预测情况,因此,对所有切片预测结果的 IOU、敏感性(SN)和特异性(SP)进行了 10 折交叉验证的统计,并对 SU－Net 和 SV－Net 模型的量化指标进行了横向对比。

表 3－4 所列为 10 折交叉 SU－Net 和 SV－net 的 IOU、SN、SP 值,SV－Net 的总体 mIOU 为 0.820 7,SN 为 0.912 9,SP 为 0.999 6;上直肌的 IOU 为 0.759 9,SN 为 0.883 8,SP 为 0.999 4;外直肌的 IOU 为 0.818 3,SN 为 0.910 5,SP 为 0.999 6;内直肌的 IOU 为 0.848 1,SN 为 0.927 6,SP 为 0.999 6;下直肌的 IOU 为 0.843 6,SN 为 0.929 8,SP 为 0.999 6;IOU 为 0.833 7,SN 为 0.912 7,ON 的 SP 为 0.999 8。这些指标客观上显示了较高的分割结果。

图 3－29 所示为 SV－Net 在冠状面、矢状面和轴向面生成的分割结果的三维差异图。在该图中,大多数真阳性(TP)体素(蓝色)被少量 FP 体素(红色)和 FN 体素(绿色)包裹,这表明提取的轮廓接近金标准。从矢状面可以观察到,远离眼底(矩形覆盖)区域的 FN 体素(绿色)和 FP 体素(红色)比靠近眼底区域的更多。这说明在前几个切片中,分割结果相对较差,这个结论也可以在图 3－28 所示的冠状面中得到证实。

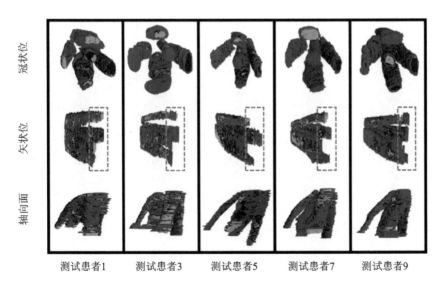

扫码查看彩图

测试患者1　测试患者3　测试患者5　测试患者7　测试患者9

图 3－29　5 名测试患者的分割结果

表 3 - 4　对于 SV - Net 与 SU - Net 的 10 折交叉结果

	均值±标准差（Min，Max）					
	上直肌	外直肌	内直肌	下直肌	视神经	全部
SU-Net						
IOU	0.730 7±9.73E-05 (0.714 2，0.748 8)	0.796 8±5.83E-05 (0.784 8，0.808 3)	0.818 0±2.83E-05 (0.810 3，0.825 4)	0.822 9±1.99E-05 (0.814 8，0.829 1)	0.809 0±1.77E-04 (0.773 7，0.820 1)	0.795 5±2.56E-05 (0.784 6，0.802 5)
SN	0.860 5±6.67E-04 (0.806 4，0.908 9)	0.887 7±3.41E-04 (0.853 3，0.915 3)	0.913 4±2.05E-04 (0.896 8，0.935 7)	0.906 4±1.88E-04 (0.888 5，0.935 1)	0.886 6±1.95E-04 (0.857 9，0.910 6)	0.890 9±1.82E-04 (0.861 5，0.915 4)
SP	0.999 3±1.81E-08 (0.999 0，0.999 5)	0.999 6±6.21E-09 (0.999 5，0.999 8)	0.999 6±5.41E-09 (0.999 5，0.999 7)	0.999 6±7.97E-09 (0.999 4，0.999 7)	0.999 8±2.10E-09 (0.999 7，0.999 9)	0.999 6±4.29E-09 (0.999 4，0.999 7)
SV-Net						
IOU	0.741 5±7.84E-05 (0.727 8，0.759 9)	0.817 8±3.56E-05 (0.805 2，0.826 7)	0.838 7±3.62E-05 (0.826 7，0.848 1)	0.838 3±3.39E-05 (0.823 0，0.843 6)	0.823 3±9.96E-05 (0.800 8，0.835 1)	0.811 9±3.22E-05 (0.799 7，0.820 7)
SN	0.893 7±2.14E-04 (0.863 4，0.915 9)	0.901 6±2.28E-04 (0.871 9，0.924 3)	0.921 6±1.02E-04 (0.904 1，0.940 3)	0.922 1±1.17E-04 (0.903 5，0.937 4)	0.913 2±5.25E-05 (0.900 7，0.923 7)	0.910 4±3.02E-05 (0.898 1，0.917 0)
SP	0.999 2±1.66E-08 (0.999 0，0.999 4)	0.999 7±1.91E-09 (0.999 6，0.999 8)	0.999 6±1.30E-09 (0.999 6，0.999 7)	0.999 6±5.26E-09 (0.999 4，0.999 7)	0.999 8±9.18E-10 (0.999 7，0.999 9)	0.999 6±1.40E-09 (0.999 5，0.999 6)

2. 临床参数相关性评估

对独立测试集中 9 名患者的预测结果计算出的体积与金标准计算出的体积进行 Pearson 相关性分析(见表 3-5),其相关性系数均大于 0.98($P<0.001$),相关性程度较高。为了进一步说明模型预测结果与真实结果之间相对误差的分布情况,测试集中的所有患者的 5 个分割目标区域的体积相对误差被可视化,如图 3-30 所示,大部分误差均落在 95% 的置信区间内,反映了较高的相关性。

表 3-5　预测结果及金标准间 Pearson 相关系数及统计

部 位	真实体积均值及反差/cm³	MAE/cm³	RMSE/cm³	R^*	RE (min,max)/%
上直肌	0.997 7±1.023 4	0.084 5	0.145 1	0.986	(−14.88,28.27)
外直肌	0.841 9±1.110 0	0.080 2	0.155 4	0.990	(−11.57, 11.46)
内直肌	0.954 3±0.958 3	0.067 7	0.146 3	0.993	(−6.02, 8.55)
下直肌	1.106 1±1.328 0	0.077 2	0.177 9	0.994	(−10.23, 11.52)
视神经	0.495 8±0.693 3	0.031 0	0.152 6	0.997	(−4.90, 10.02)

注:R:相关性系数;MAE:平均绝对误差;RMSE:均方根误差;RE:相对误差。

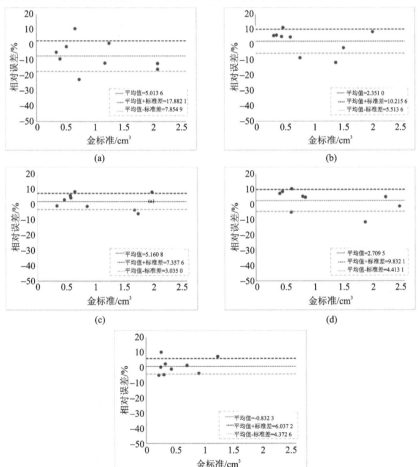

图 3-30　体积参数的相对误差图

可以总结如下,从表 3-5 中可以看出,所有预测结果计算出的体积与金标准计算的体积之间有非常好的一致性(所有 $R>0.98$ 和 $P<0.001$)。与分割结果所显示的情况相对应,上直肌误差最大,其 MAE 为 $0.084\,5\,\mathrm{cm^3}$,其预测结果计算出的体积与金标准计算的体积之间的 Pearson 相关系数为 $0.986(P<0.001)$,相关性最小,相对误差为 $5.013\,6\%$,相对误差最大。

3.5　本章小结

3.5.1　总　结

随着各种医学成像设备的普及,设备清晰度的不断提高,医学影像相关领域得到了快速的发展,对于医学影像病灶区的自动化分析方法和处理流程成为科学家们研究和关注的焦点。其中作为感兴趣区域提取的图像分割和自动化的参数获取是分析的重要环节。

本章以数据维度的不同,分别使用 2 维数据和 3 维数据对两项临床中的实际问题进行了研究,其中血管内超声影像的中、内膜分割算法研究以单帧图像作为研究对象,提出了一种基于 U-Net++的特征金字塔融合网络,其通过网络输出层的多尺度特征监督投票对各像素点的分类结果平均的方法和网络中多尺度特征的融合的方式生成单帧目标图片的二值分割结果,实现了对于血管内超声影像的中、内膜的分割。另外对于甲状腺相关眼病的眼外肌(上直肌、下直肌、内直肌、外直肌)和视神经的语义分割算法研究以 3 维的单个患者的所有图像为研究对象,考虑其上下文信息对于图像分割的引导作用,基于 V-Net 的对网络输出通道的改造实现了对于四种眼外肌及视神经五个目标区域的语义分割,为了更好地提高分割精度,算法中还使用了浸漫算法对分割出的孔洞进行填充后处理和最大连通区域提取以获得最终的分割结果。

依赖于分割算法所生成的分割结果,提出了对于血管内超声和甲状腺相关眼病眼外肌和视神经的相关临床参数的自动化求解方案。通过自动化的定量分析结果与金标准求解的定量分析结果的对比,验证了分割算法和鲁棒性的有效性以及定量分析的准确性。

本文所提出的端到端的深度学习分割方法在血管内超声影像和甲状腺相关眼病的 CT 影像上展现了良好的分割效果,配合临床参数的全自动获取,将有利于提高计算机技术辅助诊断的进程,具有一定的临床价值。

3.5.2　展　望

1. TAO 方向的研究工作展望

图像分割是对 TAO 球后软组织勾画的重要步骤,也是"精准医疗"的基础和关键。现有的图像后处理软件一般采用半自动分割的方式,在临床诊断中需要依靠操作者的经验,结合客观准确性和主观性。本研究基于深度学习的卷积神经网络,将原始图像直接作为输入,省去传统识别算法中的预处理过程,降低模型的复杂度,解决了目标区域分割的难题,但目前分割精度仍有提升空间,这将是该研究的第一个方向。

另外,核素定量测定是评价 TAO 炎性活动性的客观指标。SUV 值是目前国际通用的 PET/CT 半定量指标,即局部组织摄取的显像剂的放射性活度与全身平均注射活度的比值。

传统 SPECT 由于物理干扰和空间分辨率低而无法进行准确校正,难以实现精确 SUV 测定,无法有效进行疗效评估。随着新的 SPECT/CT 技术的发展,SUV 定量分析成为可能,由于 CT 空间分辨率更高,对小病灶勾画更准确,基于 CT 图像自动分割技术勾画的 3D 器官感兴趣体积(VOI),配准到相应 SPECT 图像上可以得到基于病灶和器官的 SUV 值,真正为临床提供精准定量信息,从而指导临床治疗方案以及疗效评估。目前 SPECT/CT 定量方法采用图像的像素值和人体内的放射性药物的浓度将呈线性关系的原理,影像能够以 kBq/cm3 物理单位表示药物在人体内的分布。该定量方法已在心脏、骨骼以及神经内分泌肿瘤等领域得到临床初步应用,但目前还未见在 TAO 眼眶显像领域的报道。因此,基于 CT 上的眼外肌和视神经对应区域的 SUV 值求解将是该课题研究的第二个方向。

但是,SUV 值的提取不仅限对于已分割的眼外肌的提取,对于其他目标的提取不仅依赖于目前已经分割的目标,还依赖于眼眶位置的确定。另外,眼眶位置的确定还可以有效确定眼眶内脂肪的体积(框内部分去除眼外肌及视神经部分),对于眼框内脂肪的相关研究和对于眼眶的分割方法的确立是该研究的第三个方向。

最后,结合临床医生问诊所产生的基线数据,将图像分割所产生的结构性临床数据和 SUV 值提取的核素数据做补充,形成一个具有一定规模的 TAO 特征库,基于特征库和 TAO 的患病诊断意见,对于 TAO 的预防和诊断研究将成为可能,该问题的研究将成为 TAO 诊断模型落地的基础,将是该问题研究的最终目标。

2. IVUS 方向的研究工作展望

血管内超声(IVUS)技术已成为必不可少的影像学方法。在 IVUS 图像中,内膜和中膜边界检测以及动脉粥样硬化斑块分割与识别,对于准确评估冠脉造影难以判断的病变和冠心病介入治疗至关重要。在本研究中,通过多尺度特征融合和特征金字塔结合的形式改造了 U－Net＋＋,在测试集上实现了对于中膜和内膜的更为准确的分割。但本研究仍有以下局限性,这些也将是之后 IVUS 研究工作的主要方向。

(1)本研究的实验数据来自河南省郑州市第七人民医院 2020 年 2 月—2020 年 3 月的 18 例患者的 1 746 张 IVUS 图像。因为这些图像仅来自 18 名不同的患者,所以代表性不强。另外,血管本身的形态在本研究中暂未考虑,血管本身的分叉、伪影、遮挡、堵塞多等复杂典型情况并未专门挑选并分类,对于更多患者和更多典型复杂情况的深入研究将是之后的研究方向。

(2)由于受 IVUS 使用场景的限制,其常用于实时的诊断判断而非后期医生判断,所以在提高分割精度的同时,预测的实时性将是一个重要要求,如何又快又好地对 IVUS 图像进行分割,将是 IVUS 研究的又一方向。

第4章 深度学习算法研究及其在新冠肺炎患者中的应用

4.1 研究概述

4.1.1 研究背景及意义

新冠肺炎（COVID-19）是一种致命的病毒感染，自 2019 年爆发以来迅速在全球蔓延。新冠肺炎的严重程度可以用等级进行划分：轻度、中度、严重和危重，重症患者可能因出现大量肺泡损伤和呼吸衰竭，从而导致死亡。新冠肺炎的早期自动诊断将有助于世界各国对感染患者进行及时治疗和早期隔离，阻断新冠肺炎的传播途径，对确诊患者的严重程度进行进一步的分类，可以为危重患者提供有针对性的治疗，从而降低因新冠肺炎引起的并发症而导致患者死亡的风险。

目前新冠肺炎的主要诊断依据包括核酸筛查、临床特征、流行病学特征和影像组学等方式，其中实时荧光定量聚合酶链反应 RT-PCR（Reverse Transcription-Polymerase Chain Reaction）是临床诊断新冠肺炎感染的主要方法。但是通过使用 RT-PCR 检测新冠肺炎仍旧存在着一定的局限性，首先 RT-PCR 结果的检测和分析很耗时，需要医生具有很强的专业知识，并且在检测过程中需要直接与患者接触，有较高的感染风险，其次 RT-PCR 检测具有较高的假阴性率，可能会延迟潜在病例的确诊。由于以上原因，开发新冠肺炎的快速诊断方法用于补充 RT-PCR 检测是非常有必要的。

相关研究表明判断 SARS-CoV-2（2019 新型冠状病毒）感染相关肺炎的胸部 CT 上有肺磨玻璃结节（Ground-Glass Opacities，GGO）、肺纤维化和肺实边等影像学特征，并且胸部 CT 扫描在诊断新冠肺炎方面具有较高的敏感性，可以提供更详细的病变信息，有助于进行定量分析，Ai 等人在比较了 RT-PCR 检测和胸部 CT 对新冠患者从阴性到阳性的诊断效果后，发现通过胸部 CT 检测新冠肺炎速度更快，因此可以将胸部 CT 作为检测和诊断新冠肺炎的常规检查，用于辅助医生识别新冠患者的早期感染，帮助政府建立快速有效的公共卫生检测和应对系统。

然而，一些确诊的新冠肺炎患者在感染早期具有正常的影像学特征，通过人工筛查 CT 图像的方式来检测新冠肺炎更加容易出现误判，并且由于每个患者的 CT 数据量巨大，需要专门的医生对每张 CT 进行检查并定位病变区域，这需要投入大量的人力和时间，极大地影响诊断效率，并且人工检查也带有很强的主观性，依赖医生的诊断经验。随着人工智能的快速发展，机器学习被广泛应用于医学数据分析中，用于辅助医生提升诊断的效率和准确率，医学影像与机器学习相结合的方法在很多疾病的辅助诊断上都取得了很好的效果。因此，可以通过使用人工智能技术建立新冠肺炎自动诊断模型，只须输入 CT 数据，就可以辅助医生进行快速准确的诊断，中间过程不需要人工参与，这样可以降低医生通过观察胸部 CT 数据诊断新冠肺炎所带来的主观性,也能进一步辅助医生提高诊断的效率和准确性。在使用深度学习对新冠肺炎分类的基础之上,也能进一步对新冠患者进行详细的严重程度分级,建立新冠肺炎轻重症预测模型。该方法可以通过使用影像组学特征提取技术从 CT 影像数据上提取患者肺部病灶的影像组学特征,然后再结合临床诊断数据来建立机器学习的轻重症诊断模型,诊断确诊患者的严重程度,这样做可以为重症患者及时提供更加有针对性的治疗,从而达到降低由于重症引起的并发症而导致患者死亡的概率。

4.1.2　国内外研究现状

随着国内外影像技术的快速发展,CT 已逐渐成为国内外结节筛查定期随访的重要手段。大量的影像数据和功能成像数据成为对疾病诊断的依据,但是通过影像数据对疾病的诊断非常依赖医生的经验,并且带有很大主观性,经验不足的医生非常容易误诊,而深度学习图像分类分割技术的迅速发展,为肺部 CT 图像数据的分析开拓了新的探索和实践的方向。以下重点介绍基于机器学习和深度学习的国内外新冠肺炎检测的研究现状。

胸部 CT 是诊断肺炎和其他肺部相关疾病的重要工具,相关研究表明,几乎所有的新冠肺炎感染患者在胸部 CT 上都与非新冠肺炎对象有明显差异,因此,胸部 CT 可以作为新冠肺炎的检测工具。深度学习是医学图像处理中一个强大的工具,基于深度学习技术使用胸部 CT 数据建立新冠肺炎自动诊断模型可以帮助放射科医生和临床医生做出快速和准确的诊断。

目前有许多研究通过使用深度学习技术建立新冠肺炎预测诊断模型,Zhang 等人开发了一个识别新冠肺炎与普通肺炎和正常对照的人工智能诊断系统,在内部验证集上获得了92.49% 的准确率,灵敏度为 0.949,特异度为 0.911,接收者操作特征(ROC)曲线下面积(Area under Curve,AUC)为 0.979 7,在三分类上获得 92.49% 的准确率,AUC 为 0.981 3;Ouyang 等人提出了一种新的三维注意力模型,用于诊断胸部 CT 的新冠肺炎和社区获得性肺炎(Community - Acquired Pneumonia,CAP),预测模型的 AUC 为 0.94,准确率为 87.5%,敏感度为 0.869,特异度为 0.901,F1 - score 为 0.820;Wang 等人使用三维卷积神经网络来预测新冠肺炎预测模型,模型预测结果 AUC 为 0.959,模型预测准确率为 0.901,对于阳性的预测结果为 0.901,阴性预测结果为 0.840。

近些年来,机器学习技术在医学影像上的广泛应用也是国内外的研究热点。机器学习算法被广泛用于生物医学数据源的诊断决策,通过机器学习的方法,可以自主提取和学习医学影像中的相关特征,进而可以更为准确地解析医学图像。目前,基于机器学习的方法已经被应用于新冠肺炎的计算机辅助诊断,并且用于训练更精细的预测模型来诊断新冠肺炎患者的严重程度。

目前许多研究基于机器学习算法建立新冠肺炎轻重症预测模型,其中 Yao 等人使用 137 例新冠肺炎患者数据(包括 75 组重症患者,62 组轻症患者),基于 SVM(Support Vector Machine)算法开发了一种预测新冠肺炎严重程度的模型,最终获得准确率为 81.48%;Zhao 等人使用 172 组新冠肺炎患者数据(包括 60 组重症患者和 112 组轻症患者数据),基于 SVM 算法开发了一种预测新冠肺炎患者严重程度的模型,最终获得准确率为 91.38%,敏感度为0.90,特异度为 0.94;Zhou 等人使用 377 名新冠肺炎患者数据(包括 117 组重症患者数据和 260组非重症数据),用于开发预测新冠肺炎患者感染严重程度的模型,最终使用逻辑回归预测模型获得 AUC 为 0.879,特异度为 0.737,敏感度为 0.886;Zhu 等人使用 127 名患者数据(16 组严重),基于逻辑回归算法建立了一种评估新冠肺炎患者感染严重程度的模型,最终获得 AUC 为 0.900;Gong 等人使用了 372 组患者数据建立预测患者转化为重症新冠肺炎风险的模型,最终使用逻辑回归模型获得 AUC 为 0.853,灵敏度为 0.775,特异度为 0.784;Terwangne 等人使用 295 名新冠肺炎阳性数据,基于贝叶斯算法建立预测新冠肺炎患者严重程度分级的模型,最终获得 AUC 为 0.838。

4.1.3　主要研究内容

本章提出的诊断模型可以辅助医生快速准确地诊断新冠肺炎患者并为患者预后提供一个强有力的工具。使用新冠患者 CT 数据建立深度学习新冠肺炎诊断模型用于区分新冠肺炎患者和正常人,并在此基础上进一步提取 CT 影像组学特征,结合临床诊断数据建立机器学习新冠肺炎轻重症预测模型,用于预测新冠患者的严重程度,帮助医生为患者提供更加有针对性的治疗,该模型也能为患者预后阶段提供帮助。

1. 主要研究内容

(1) 深度学习分类算法的研究。对深度学习分类算法进行研究,相关研究表明通过输入 CT 体积的三维掩膜,有助于减少背景信息,从而达到更好地对新冠肺炎患者进行分类的效果。由于搜集的患者 CT 数据也都是三维数据,结合数据特点研究相应的三维图像分割和分类技术,包括三维分割网络(SP-V-Net)和三维分类网络(3D CNN),通过分割获取肺部感兴趣区域,然后再将获取到的肺部轮廓直接输入到三维分类网络中进行预测,最终直接输出患者的预测概率,中间不需要人为参与,降低了人工决策的主观性,同时为了验证模型预测结果的准确性,使用热力图(Class Activation Map,CAM)对三维分类网络学到的深层特征进行可视化,以此来验证模型的准确性,该方法也能准确地定位到病灶区域,便于医生观察,减少工作量。

(2) 影像组学特征提取方法的研究。为了更好地利用 CT 上的病变信息,同时也为进一步提升轻重症分类模型的准确性,通过研究影像组学提取方法来获取 CT 影像特征。首先对肺部感兴趣体积进行分割,得到肺部轮廓之后再使用 Radiomics 对感兴趣区域内的病变信息进行提取,获取影像组学特征之后再结合临床诊断特征共同建立新冠肺炎轻重症诊断模型。

(3) 特征选择算法的研究。特征选择算法可以有效地去除那些不相关的特征减少特征数量,提高模型的泛化性能,同时也有助于提高准确性。由于获取的影像组学特征和临床特征个数较多,需要进一步对所有特征进行筛选,以获取与轻重症诊断最密切相关的特征,通过对特征选择算法的研究,使用随机森林算法对所有特征进行特征选择。

(4) 数据不均衡抽样方法的研究。数据不均衡是在医疗数据中最常见的问题,不均衡数据的预处理方式对预测结果有较大的影响。在对数据不均衡处理的研究中,主要探索使用不同的采样方式对数据进行采样处理,通过增加负样本数量或者降低正样本数量的方式改变正负样本的比例,所使用的不均衡数据采样方式主要包括上采样、下采样以及上采样和下采样相结合的方式。

(5) 机器学习分类算法的研究。对一些常见的机器学习算法进行研究,其中包括传统的机器学习算法,包括 K 近邻、朴素贝叶斯、决策树、多层感知机、逻辑回归、支持向量机等,集成机器学习算法包括随机森林、AdaBoost、XGBoost、GBDT 等,结合这些算法对其进行逐一的参数调优,能够更好地建立新冠患者轻重症预测模型,使其预测结果达到最优。

2. 创新之处

创新之处主要如下:

(1)利用端到端的思想将三维深度学习分割算法和三维深度学习分类算法应用到新冠肺炎辅助诊断中去,通过直接输入原始 CT 数据调用模型便可直接得到新冠肺炎的预测结果,中间不需要人为参与,实验结果更加客观,同时模型的预测也更加快速和准确,可以用于辅助医生进行快速的新冠肺炎诊断。所建立的深度学习预测模型,对非新冠患者的预测准确率为 90.2%,召回率为 0.911,F1 分数一个评估指标(F1 - score)为 0.900,对新冠患者的预测准确率为 93.2%,召回率为 0.911,F1 - score 为 0.902。

(2)通过使用 CAM 技术对三维深度学习分类网络的深层特征进行可视化,定位并显示 CT 图像上的病变区域,帮助医生更加直观地判断患者是否感染新冠肺炎。

(3)通过使用影像组学技术从患者 CT 感兴趣区域提取影像组学特征,结合患者临床诊断数据,经过特征选择和不均衡数据处理之后建立新冠肺炎轻重症诊断模型,用于对不同严重程度的患者进行分级,辅助医生为不同患者提供更加有针对性的治疗,同时该模型也可以在患者预后提供帮助,判断患者预后康复状态。最终梯度提升决策树(GBDT)结合 RandOver 抽样方法的综合表现在 8 种不同的机器学习算法中达到最优;获得准确率为 93.1%,AUC 为 0.942,准确召回率曲线(PRC)为 0.694。

4.2　相关理论知识

4.2.1　卷积神经网络

卷积神经网络是通过卷积层(Convolutions Layer)和池化层(Pooling)将特征从多个通道(Channel)生成特征图(Feature Map),再通过全连接网络(Full Connections,FC)得到最终输出的一种神经网络结构。

1. 卷积层

动物大脑的视觉皮层由提取图像特征的神经元细胞组成,每个神经元细胞提取不同的特征,这样做有助于图像理解。卷积层是在神经元细胞上建模,其目标是提取边缘、颜色、纹理和梯度方向等特征。卷积层由可学习滤波器组成。卷积层被称为卷积滤波器或卷积核,大小为 $n \times m \times d$,其中 d 表示图像深度。直观地说,卷积神经网络的过滤器在遇到边缘、颜色、纹理等特征时会被激活,卷积层的输出会被输入到激活功能层。

2. 池化层

池化层是对卷积特征进行非线性下采样,通过降维方式减少处理数据所需的计算,通过在空间或特征类型上聚合数据减小空间大小,通过图像旋转和平移等操作降低过拟合的风险。池化操作是将输入数据划分为一组矩形块,并根据所选的池化操作,将每个矩形块用一个值来替换,最常见的池化操作包括最大池化和平均池化操作。

最大池化(Max Pooling):具体计算方法是以所计算图像区域的最大值作为该区域池化后的结果。最大池化如图 4 - 1 所示。

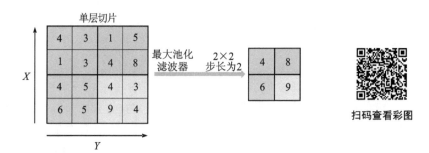

图 4 - 1　最大池化

平均池化(Mean Pooling):具体的计算方法是以计算图像区域的平均值作为该区域池化后的结果,平均池化如图 4 - 2 所示。

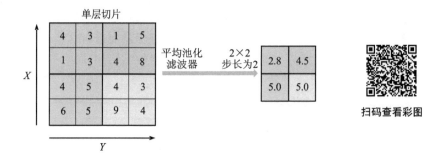

图 4 - 2　平均池化

3. 激活函数

现实中的数据大多都是非线性的,激活函数就是利用数据的非线性变换,以确保输入空间中的数据根据需求映射到不同的输出空间上。

(1) Sigmoid 激活函数。Sigmoid 函数是非线性的,主要以实数输入,函数如图 4 - 3 所示,该函数的输出结果介于 0 和 1 之间,该激活函数被广泛应用于神经网络领域。但是该函数也存在着一些缺点和不足,使用该激活函数可能会出现梯度消失和梯度饱和的问题,而且该激活函数的输出结果并不是以零为中心,这也可能会导致梯度在正负值之间振荡,其数学表达式为

$$f(x) = \frac{1}{1 + e^{-x}} \tag{4-1}$$

(2) Tanh 激活函数。从式(4 - 2)可以看出,Tanh 激活函数可以看作是 Sigmoid 的放大版本,其输出值介于 -1 和 1 之间。Tanh 激活函数也存在梯度饱和问题,但由于输出以零为中心,可以消除收敛变慢的问题,因此,在实际应用中 Tanh 比 Sigmoid 更加受欢迎。Tanh 激活函数如图 4 - 4 所示。其数学表达式为

$$\tanh(x) = \frac{\sinh x}{\cosh x} = \frac{e^x - e^{-x}}{e^x + e^{-x}} = 2f(2x) - 1 \tag{4-2}$$

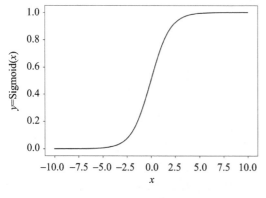

图 4 - 3 Sigmoid 激活函数　　　　　　图 4 - 4 Tanh 激活函数

（3）Relu 激活函数。Relu 激活函数是一个非线性函数，由图 4 - 5 可以看出，当函数输入值为负实数时，则将 x 转换为 0，当输入值为正实数时，其输出与输入保持一致。Relu 是卷积神经网络中最常用的非线性函数，与其他两个函数相比，它的计算时间更短，速度更快，其数学表达式为

$$f(x) = \max(0, x) \tag{4-3}$$

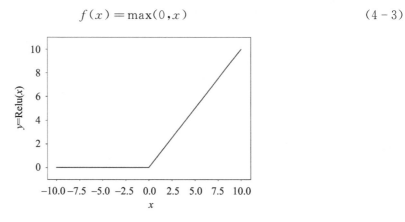

图 4 - 5 Relu 激活函数

4. 全连接层

全连接层（Fully Connected layers，FC）类似于人工神经网络，其中每个节点都有来自所有输入的传入连接，所有连接都有与其相关的权重。输出是所有输入乘以相应权重的总和，全连接层之后是 Sigmoid 激活功能，执行分类器工作。

5. Dropout

深度学习中最常使用的正则化技术就是 Dropout，该方法可在训练深度神经网络时，通过删除随机数量的神经元和其相连的边，从而达到避免模型产生过拟合的目的。在模型的训练过程中，随机选择并删除一定概率 P 的隐藏层神经元，被删除的神经元都将不再传递信号，通过这种做法可以使每次训练的模型结构都不相同。每次训练的模型结构都可以看作是原型网络子集，而最终输出的是训练好的各个子网络结构共同作用的结果。通过使用 Dropout 方法也可以降低各个神经元之间的依赖关系，在训练过程中所有神经元都是被随机选择关闭的，它们之间并不是同时发挥作用，但是在测试时要用上所有的神经元，它们的输出也都会乘上各自

的系数（$1-P$）。丢弃法（Dropout）示例如图 4-6 所示。

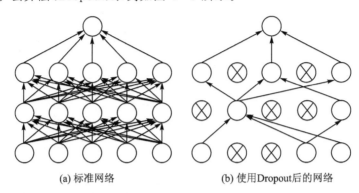

(a) 标准网络   (b) 使用Dropout后的网络

图 4-6　丢弃法示例

4.2.2　经典卷积神经网络模型

1. LeNet-5

LeNet-5 卷积神经网络由 LeCun 等人于 1990 年提出，并在 1998 年得到了进一步改进。LeNet-5 最初用于低分辨率图像分类，如手写字母数字识别，读取邮政编码、数字等。由于当时缺乏高性能计算机，该网络整体结构设计较小，所有参数大约有 6 万个，随着网络层次的加深，LeNet-5 网络宽度逐渐降低，信道逐渐增多，另外，该网络用的是平均池化层操作，这在当时比较流行。LeNet-5 网络结构如图 4-7 所示。

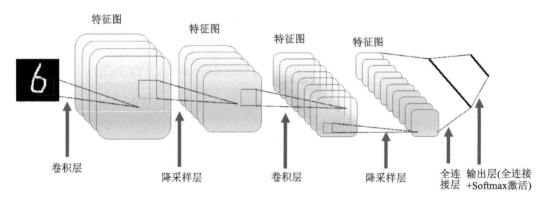

特征图　　　　特征图　　　　特征图　　　　特征图

卷积层　　降采样层　　卷积层　　降采样层　　全连接层　输出层(全连接+Softmax激活)

图 4-7　LeNet-5 网络结构图

2. AlexNet

AlexNet 被普遍当作卷积神经网络在计算机视觉领域应用的开山之作，该网络首先被多伦多大学的研究人员提出。该网络与 LeNet 类似，但 AlexNet 没有交替使用卷积层和池化层，而是将所有的卷积层堆叠在一起，其中在第一层使用的是 11×11 卷积滤波器，与 LeNet 相比，这个网络更大、更深。AlexNet 也是首先使用 Relu 激活函数的，模型权重大约 6 000 万个，并且该模型是在 2 个 GPU 上训练的。

3. VGGNet

VGGNet 是在 AlexNet 网络的基础上开发的，在保持其他参数不变的情况下，对卷积神经网络中的深层因子进行了彻底分析，这种尝试可能会在网络中产生大量参数，但通过在所有层中使用 3×3 的卷积滤波器,可以有效地控制网络,而且该网络的预测结果更加精确。与 AlexNet 相比,VGGNet 使用了 3×3 的卷积内核和 2×2 的池内核。开发人员将网络中与 AlexNet 相同的三个完全连接的层依次更改为一个 7×7 和两个 1×1 卷积层。该网络结果可以通过层数进行划分,目前广泛使用的是 VGG - 16,该网络结构的组成部分包括 13 个卷积层,以及 3 个全连接层。

4. GoogLeNet

GoogleNet 是由谷歌推出的基于 Inception 模块组成的深层神经网络模型,该网络包含 22 层,计算效率更高,没有任何全连接层,模型中有大约 500 万个参数。该网络通过使用 Inception 块取代传统的卷积和激活操作,Inception 块的特点是使用 1×1 的卷积进行降维,并且卷积可以在多个尺度上执行。将多个 Inception 块进行堆叠的做法可以有效地降低计算成本,并且也可以进一步提升网络的计算效率。该网络结构通过将所有的全连接层都用平均池化代替的做法,大大减少了模型的总参数数量。在之后的发展过程中,该模型又得到了进一步的升级和改进,目前已开发了 Inception - v2、Inception - v3、Inception - v4 和其他版本。Inception 块结构如图 4 - 8 所示,GoogLeNet 网络结构如图 4 - 9 所示。

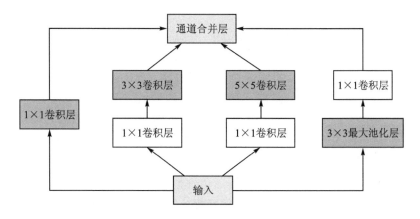

图 4 - 8　Inception 块结构

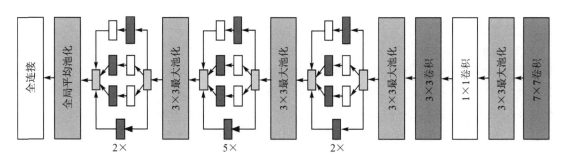

图 4 - 9　GoogLeNet 网络结构

5. ResNet

以上的几种网络结构,最主要的缺点是在层数增多的情况下会产生梯度爆炸和梯度消失,影响模型训练。Kaiming 等人提出的残差网络(Residual Networks,ResNet)结构就是为了解决以上问题的。该网络比 GoogLeNet 更深,有 152 层,ResNet 设计了一个残差块使得训练网络结构层次更深,并且也能进一步地提高模型的性能,其中残差块中的每一层都实现为 3×3

的卷积。该网络的主要缺点是,参数较为庞大,评估成本很高,通过移除第一个全连接层(因为大多数参数都来自该层),可以在不影响性能的情况下,在一定程度上减少参数的数量。

6. 三维卷积神经网络

卷积神经网络(Convolutional Neural Network,CNN)是一种深度模型,可直接作用于原始输入,从而自动实现特征提取。卷积神经网络具有不同的类型,其中包括:1D CNN 的输入和输出数据是二维的,大多用于时间序列;2D CNN 的输入和输出数据是三维的,通常用于图像数据问题,传统 CNN 的卷积应用于 2D 特征图,仅仅从空间维度计算特征;3D CNN 的输入和输出数据是四维的,通过从空间和时间维度提取特征,从而捕获编码在多个相邻帧中的运动信息,一般在 3D 图像上使用 3D CNN。近年来,3D CNN 已用于医学图像分析,例如 MRI(磁共振成像)、CT 扫描和其他复杂应用程序的 DICOM 图像。由于我们实验中所搜集的数据是来自医院的 CT 数据,并且所有数据均为三维数据,因此最终选用三维卷积神经网络进行新冠肺炎患者的筛选任务。

4.2.3　机器学习算法

1. 传统机器学习算法

(1) K 近邻(K Nearest Neighbor,KNN)是一种简单有效的分类算法,该算法通过测量不同特征之间的距离,以实现分类目的。KNN 算法的优点是建造这个模型很简单且易于实现,它也是一个非常灵活的分类方法,非常适合多模态分类。KNN 的缺点是对未知记录进行分类相对昂贵,它需要计算 K 近邻的距离,随着训练集的增加,算法的计算量越来越大,噪声和不相关的特征会导致精度下降,因此它在处理大型数据集时计算成本很高,并且高维数据也会导致预测精度下降。KNN 可用于推荐系统、具有相似症状疾病的医学诊断,利用特征相似性可进行信用评级、手写检测等。

(2) 朴素贝叶斯(Naive Bayes,NB)是基于条件概率的简单算法。在该算法中,有一个概率表,通过训练数据对其更新。"概率表"基于其特征值,通过查找类别概率来预测新观测。朴素贝叶斯的优点是实现简单、性能良好、可以处理连续和离散数据,也可以处理二分类和多类分类问题,进行概率预测,并且它对不相关的特征不敏感。该方法可用于推荐系统和预测放疗后癌症复发和进展等应用。

(3) 决策树(Decision Trees,DT)是一种有监督的基本分类算法,它可以将复杂的决策过程进行逐一分解,分成若干个简单的决策,这样做的好处是决策方案可以变得更具描述性。决策树具有容易理解和实现、容易推出其逻辑表达式、处理大型数据源时速度较快、效果较好等优点。但是其缺点是当数据类别样本量不均衡时,其学习结果更加倾向于多数数据。

(4) 多层感知机(Multilayer Perceptron,MLP)也被称为人工神经网络,该网络结构至少包括输出、隐藏和输出层结构,是一种典型的深度学习模型。该网络结构具有并行处理能力好、容错性较强、自适应和自学习的能力强等优点;其缺点是学习速度慢,容易陷入局部极值,并且也可能学习不充分。目前 MLP 的应用场景也比较广,可以被应用在图像识别、语音识别、机器翻译等领域。

(5) 逻辑回归(Logistic Regression,LR)是一种非常经典的有监督的分类方法,通常用于处理因变量为分类的回归问题。该算法的优点是实现简单、计算速度快、易于理解和实现,缺点是容易欠拟合、准确率不高等。在医学研究中,逻辑回归经常被用来分析特定疾病的风险因素。

（6）支持向量机（Support Vector Machines，SVM）也是一种监督学习方法，可用于分类和回归任务。该算法可以有效地简化分类并用于回归问题，也可以应用于小样本学习；该算法通过少数支持向量来决定最终结果，对于异常数据不敏感，这一特性可选择出关键样本，剔除大量冗余样本。该算法的优点是简单且具有较好的鲁棒性和优秀的泛化能力；缺点是对于大规模样本难以实施，并且很难应用于多分类任务中。

2. 集成机器学习算法

（1）随机森林（Random Forest，RF）是一种集合算法，可以通过决策树投票来解决数据不平衡的问题，得到最终的预测结果，也可以在分类过程中通过提供不同特征的相对重要性来进行特征选择。

（2）AdaBoost（Adaptive Boosting）是一种迭代算法，该算法通过使用同一训练集训练若干个弱分类器，将每次得到的弱分类器作为基分类器使用，在模型训练过程中不断动态地调整各个基分类器的权重，尤其是在后续的迭代中逐步加大前面分类错误的数据的权值，最后把所有的弱分类器合成一个强分类器，以此作为最终的决策分类器。该分类器最大的优点是具有较好的对错误进行调节的能力，分类精度高，不容易过拟合；其缺点是对异常数据比较敏感，异常点通常会获得较高的权重。

（3）XGBoost（Extreme Gradient Boosting）是一种可扩展的树状提升机器学习算法，在所有场景下都可以扩展，可以用最少的资源解决真实世界的规模问题。该算法的核心思想是通过不断迭代产生若干个分类准确率较低的树模型，然后再将所有的模型集成为一个精确率高的模型。该算法的优点是精度高，灵活性强，可以进行并行操作；其缺点是时间和空间复杂度较高。

（4）GBDT（Gradient Boosting Decision Tree）是最有效的集成学习技术之一，它以牺牲时间代价来提高预测精度，该算法需要经过若干次的迭代，每一次迭代都会产生一个新的弱分类器，最终所有弱分类器经过加权和汇总后得到总分类器，从而提高预测的准确性，具有较强的泛化能力。

本研究为后续基于机器学习的新冠肺炎患者轻重症分类研究提供坚实的研究基础。

4.3　基于三维卷积神经网络的新冠肺炎诊断方法研究

新冠病毒具有高度传染性和致病性，早期准确、快速地诊断可以有效阻止病毒的传播，保护未感染人员，基于深度学习的自动诊断模型可用于快速、准确地检测。诊断模型的建立采用的是三维卷积神经网络（3D CNN）。本研究中一共使用了 192 组 CT 数据，其中包括 96 组确诊新冠患者和 96 组正常人 CT 数据。使用 5 折交叉验证方法对数据进行划分并用于模型的训练和验证，其中 154 组数据被用于训练模型，38 组数据被用于测试模型。所有患者数据都先使用预训练好的 SP - V - Net 进行分割，得到三维肺部感兴趣体积，然后再输入三维卷积神经网络中，用于训练和验证预测模型。此外，为了进一步验证模型预测结果的准确性，并为医学诊断提供更好的可解释性，使用热力图（CAM）将实验结果进行可视化，用于定位患者肺部的病变区域。通过多次实验表明，预测模型的预测准确率为 0.911，AUC 为 0.976，对于非新冠患者的预测精确度为 0.902，召回率为 0.911，F1 - score 为 0.900，对于新冠患者的预测精确度为 0.932,召回率为 0.911,F1 - score 为 0.902。实验结果表明,建立的诊断模型可以有效辅助医生快速、准确地诊断新冠肺炎患者,阻断新冠病毒的传播。

4.3.1　方法描述

1. 数据预处理

（1）原始图像预处理。当模型训练所用到的数据量较小时,通过对数据进行预处理之后,再进行模型训练,可以进一步提升模型的预测效果,由于新冠病毒对肺部的伤害和影响最大,为了进一步排除其他组织和器官的干扰,通过使用 HU(Hounsfield Unit)变换的方法首先对原始采集 CT 的 DICOM 数据进行归一化处理。HU 被称为亨氏单位,它反映的是人体组织对 X 射线的吸收程度,不同人体组织器官吸收程度具有差异,因此可以通过使用选择合适的窗位和窗宽来获取最佳的感兴趣的 CT 组织。像素值与 CT 值之间的转换关系为

$$HU = PV \times RS + RI \tag{4-4}$$

其中,HU 表示的是 CT 值,像素值(Pixel Value,PV)、缩放斜率(Rescale Slope,RS)、缩放截距(Rescale Intercept,RI),这些参数都可以通过 DICOM 头文件进行获取。通过 HU 和像素值之间的转换关系,将 DICOM 数据转换为 8 bit(0～255)PNG 格式图像。

（2）横断面重采样。同一个患者的 CT 数据由很多切片组成,由于 GPU(Graphics Processing Unit)显卡资源有限,不能一次将所有的 CT 数据输入网络进行训练,因此需要采取相应的操作对 CT 数据进行处理,以尽可能地使用显卡资源。

在实验中通过使用重采样的策略来克服 GPU 内存的限制,以加速训练和测试过程。对于所有的 CT 扫描,切片厚度被重新采样为 5 mm,平面内像素大小在 0.579～0.935 mm 之间,对于每个 CT 切片,将中央部分裁剪成 384×384 的固定大小,以便进一步分析。横断面重采样效果如图 4-10 所示。

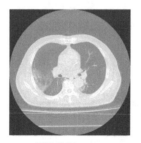 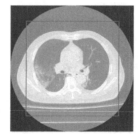 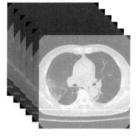

(a) 原始数据(512×512)　　　　(b) 数据重采样　　　　(c) 采样后的数据(384×384)

图 4-10　横断面重采样

（3）数据增强。由于用于模型训练的 CT 数据量有限,为了避免产生过拟合,使用了随机仿射变换和颜色抖动方式的数据增强策略,其中仿射变换包括:旋转操作,旋转角度为 0°±10°;水平和垂直方向上的偏移,偏移幅度为 0%±10%;缩放操作,缩放比例为 0%±20%;裁切操作,裁切范围是 0°±10°。颜色抖动操作包括:亮度的调整,调整范围为 0%±50%;对比度的调整,调整范围为 0%±30%。所有的数据增强都是随机进行选择组合的,同一个患者的所有 CT 数据进行相同的数据增强操作。单独的数据增强效果如图 4-11 所示。

2. 肺部轮廓分割

（1）肺部数据预处理。在进行肺部轮廓分割之前,首先需要对每一张肺部 CT 图片进行

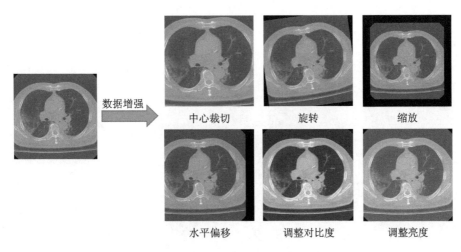

图 4 - 11　数据增强效果

人工手动标注以获得金标准数据,其次使用阈值分割方法生成肺实质的先验形状,搜集的所有原始 CT 数据 HU 值都是介于－204 8～400 0 之间,常见的空气为－1 000 HU,水为 0 HU,而肺是充满空气的结构,其值介于－830～－200 HU 之间,因此可以通过设置阈值为－320 HU、使用阈值分割法来获取肺实质。在实际应用中,由于肺部 CT 亮度和对比度的变化,阈值分割法往往会产生一些较小的离散区域,为了去除离散区域,通过计算分割得到的整体区域的体积,如果一个区域的体积大于整个 CT 体积的 1%,则保留该区域;否则该区域就会被移除。在删除离散区域之后,再次对阈值分割结果进行形态封闭操作,其中包括形态扩张和腐蚀操作,以使扩张区域边界变得更加平滑。

(2) 分割网络结构。肺部轮廓的获取用到了 SP－V－Net 网络,该网络是由 V－Net 和一个形状变形模块组成的,其中 V－Net 是用于端到端的肺部的提取,而形状变形模块则是使用先验形状知识来改进 V－Net 的输出的。由于肺部先验形状与手工标注的金标准数据大小不同,直接输入 V－Net 网络中会降低模型的性能,为了更好地利用肺部的先验形状信息,提高 V－Net 预测结果的准确性,通过使用图像变形模块根据先验形状信息先对 V－Net 的输出结果进行对齐操作。该网络结构的具体做法是在 SP－V－Net 中嵌入一个由空间变压器网络(Spatial Transformer Networks,STN)实现的非刚性形状变形模块。STN 的输入数据包括由阈值分割的肺部先验形状和 V－Net 通过学习金标准数据而生成的肺部的概率图,由于这两部分输入大小相同,可将其连接成一个双通道图像输入 STN 结构中去,通过 STN 输出的是仿射变换矩阵的 12 个参数,而最优的仿射变换的参数的训练是通过计算 V－Net 网络输出的概率图和形状先验之间的差异进行更新的。该网络结构的优点是在使用 V－Net 分割网络达到最优结果的情况下,进一步使用 STN 形状变形模块对肺部的细节信息进行学习,并且也使用阈值分割结果作为肺部轮廓的先验知识,通过这样处理可以使得模型学习更多肺部轮廓的细节信息,同时也能获得最优的肺部分割结果。SP－V－Net 整体网络结构如图 4－12 所示。

(3) 模型训练。肺部轮廓首先经过有经验的操作员进行标注,标注好的金标准数据被训练以用于肺部分割的 SP－V－Net 模型。分割模型的训练过程是迭代进行的,所有标记过的金标准数据都被用于初始分割模型的训练。然后,使用预训练好的模型分割未进行数据标注的肺部轮廓,得到初步的肺部轮廓分割结果后,再由有经验的操作者进行逐一修改,修改后的

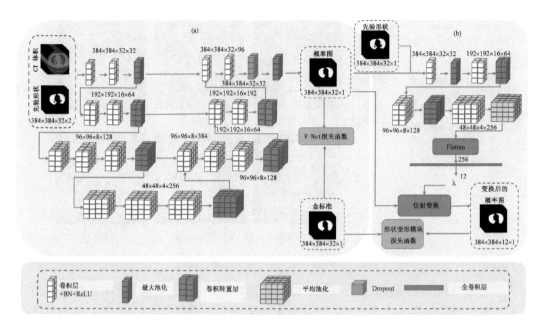

图 4-12　SP-V-Net 整体网络结构

金标准数据再次加入模型训练集中训练模型,通过这种反复迭代的训练方式,直到获得满意的肺部分割结果。最后再使用最终训练好的分割模型对所有的数据进行预测分割,得到肺部分割结果(3D 肺部掩膜),并将其与原始 CT 图像相乘,提取出肺部感兴趣体积(Volume of Interest,VOI),所有获取的肺部 VOI 都将被用于训练和测试新冠肺炎分类模型。

扫码查看
图 4-12 彩图

3. 三维卷积神经网络分类

(1) 分类网络结构的设计。使用的分类模型是在 DeCOVNet 网络结构的基础上进行优化改进的 3D CNN 网络,该网络结构主要组成部分包括网络主干、两个三维残差块和一个渐进分类器。详细的预测网络结构图如图 4-13 所示。

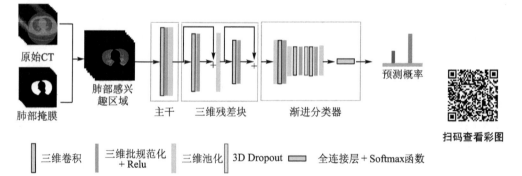

图 4-13　3D CNN 分类网络结构图

在网络主干阶段使用一个卷积核大小为 $5×7×7$ 的三维卷积核进行卷积处理,该卷积核的设定参考 AlexNet 和 ResNet 网络机构,这样处理可以更多地获取到局部信息,在主干部分,三维卷积层输出之后,紧接着是一个归一化层和三维池化层。第二部分是由两个三维残差块组成的,在每一个残差块中,获取到的三维特征图被输入带有归一化层的三维卷积层中进行处理,生成的特征图以元素的方式添加。第三部分是一个渐进式分类器,它包含三个三维卷积层和一个具有 Softmax 激活功能的全连接层,渐进式分类器通过三维最大池化逐步提取 CT 体积中的信息,最终直接输出的是预测是否为新冠患者的概率。三维卷积神经网络参数设置细节如表 4-1 所列。深度学习分类模型的整体流程图如图 4-14 所示。

表 4-1　三维卷积神经网络参数设置细节

阶　段	层	输出大小
主干	Conv3d(2,16)@5×7×7+BN+Relu	16×T×56×84
残差块	ResBlock(16,64)@3×1×1&1×3×3	16×T×56×84
	MaxPool3d	16×T/2×56×84
	ResBlock(16,64)@3×1×1&1×3×3	128×T/2×28×42
渐进式分类器	AdaptiveMaxPool3d	128×16×28×42
	Conv3d(128,64)@3×3×3+Relu	64×16×28×42
	MaxPool3d	64×4×14×21
	Conv3d(64,32)@3×3×3+Relu	32×4×14×21
	Dropout3d(p=0.5)	32×4×14×21
	Conv3d(32,32)@3×3×3+Relu	32×4×14×21
	GlobalMaxPool3d	32×1×1×2
	FullyConnected(32,2)	2

注:其中@后面的参数表示卷积层或残差块的大小,& 表示的是两种残差块的大小,T 表示的是 CT 张数,输出大小的数字分别表示通道、长度、高度、宽度,模型输入大小为 2×T×384×384。

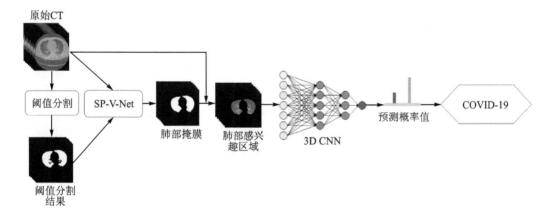

图 4-14　深度学习分类整体流程图

(2) 网络超参数的设定。相关研究表明,通过输入 CT 体积的三维掩膜可以有助于减少背景信息,从而达到更好地对新冠肺炎患者进行分类的效果。我们的网络是通过端到端进行训练的,中间不需要人工参与,三维卷积神经网络分类模型的输入是以患者的 CT 体积为单位,由于每个患者的 CT 数据张数不固定,因此 Batchsize 大小设置为 1;对于学习率,经过多次的训练测试最终选择学习率动态改变的策略，前期设定一个较大的固定学习率，这样可以加快网络的学习和收敛，随着迭代次数的增减，后面逐渐降低学习率，这样可以确保后期学习过程波动较小，并且逐步接近最优结果。学习率调整策略有很多种，其中包括等间隔调整、按需调整、指数衰减等方式。此处选择的是等间隔调整学习率的方法，该方法采样的是固定步长衰减，每隔 stepsize 次迭代，学习率就会变为原来的 gamma 倍，衰减函数为

$$\text{new}_{lr} = \text{initial}_{lr} \times \text{gamma}^{\text{epoch/stepsize}} \qquad (4-5)$$

经过多次实验尝试可知，使用表 4-2 所列的初始学习率、衰减因子、固定步长和迭代次数相结合时的数据，分类效果能够达到最优。

表 4-2　学习率衰减超参数

超参数名称	值
初始学习率(lr)	1e-5
衰减因子(gamma)	0.1
固定步长(stepsize)	20
迭代次数(epoch)	500

在分类任务中，交叉熵损失函数的使用频率非常高，交叉熵可被用于判断实际输出与期望输出之间的接近程度，对于二分类实验而言是用于衡量预测结果与标签之间的差异，通过使用这种差异反向传播更新网络。在本次实验中所选择的损失函数是交叉熵损失函数，其中 Softmax 损失函数和交叉熵损失函数分别为

$$\text{Softmax}(y_i) = \hat{y}_i = \frac{e^{y_i}}{\sum_{i=1}^{n} e^{y_i}} \qquad (4-6)$$

$$J_{CE} = -\sum_{i=1}^{M} (y_i \log(\hat{y}_i) + (1-y_i)\log(1-\hat{y}_i)) \qquad (4-7)$$

该方法主要是将 Softmax-log-NLLLoss 合并到一起得到的结果，其中使用 Softmax 可以将输出结果固定到 0 到 1 之间，然后再将 Softmax 的输出结果取对数，可以保证函数的单调性。

所使用的三维卷积神经网络整体训练参数设置如表 4-3 所列。

表 4-3　模型训练参数表

参数名称	值
损失函数	交叉熵损失函数(Cross Entropy Loss)
优化器	Adam
学习率衰减	固定步长衰减(lr_scheduler. StepLR)
批量样本大小(Batchsize)	1
初始学习率(lr)	1e-5
衰减因子(gamma)	0.1
固定步长(stepsize)	20
迭代次数(epoch)	500

4. CAM 技术

热力图（Class Activation Mapping，CAM）和 Grad - CAM（Gradient - weighted Class Activation Mapping）是两个广泛使用的基于梯度的注意力方法，可以用来显示深度学习模型预测的重要区域。可视化的结果可以被解释为对预测输出的贡献分布，分数越高说明原始图像的相应区域对网络训练的预测贡献越大。此处通过使用基于梯度的热力图来显示新冠肺炎感染区域。热力图也验证了模型的预测结果，检查预测模型是否能准确定位病变区域并做出正确决策，解释了模型预测的准确性。

4.3.2　实验结果与分析

1. 实验数据

本次回顾性研究使用的胸部 CT 数据的采集时间是从 2020 年 1 月 20 日到 10 月 6 日，数据来自上海市公共卫生临床中心，研究所用到的所有数据也都得到了上海市公共卫生临床中心伦理委员会的使用批准。本次研究总共使用收集到的 192 组胸部 CT 数据，其中包括 96 组新冠肺炎患者确诊数据（平均年龄：49.2±14.4 岁，范围：22～88 岁，男性 55 人，女性 55 人），和 96 组正常人数据（平均年龄：39.8±11.9 岁，范围：23～73 岁，男性 51 人，女性 45 人）。胸部 CT 的相关扫描参数如下：切片数：49～90 张，数据大小：512×512，像素大小：0.590～1.0 mm，切片厚度：5 mm，CT 横断面影像学特征如图 4 - 15 所示。在接下来的新冠肺炎诊断模型建立中，所有受试者被分为新冠患者组和非新冠患者组进行二分类。

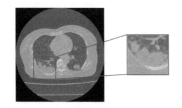 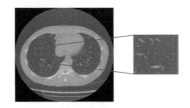

　　　　（a）新冠患者数据　　　　　　　　　　　　（b）正常人数据

图 4 - 15　CT 横断面影像学特征

2. 评价标准

（1）混淆矩阵（Confusion Matrix）。在二分类中，混淆矩阵使用真阳性（True Positive，TP）、假阳性（False Positive，FP）、真阴性（True Negative，TN）和假阴性（False Negative，FN）描述预测值与真实值之间的对比结果。混淆矩阵如表 4 - 4 所列，其中 1 代表正类，0 代表负类。

表 4 - 4　混淆矩阵

	实际类别	0	1
预测类别	0	TN	FN
	1	FP	TP

（2）准确率（Accuracy）：表示所有样本被模型正确预测的比例，被正确预测的指标包括真正类和真负类。

$$\text{Accuracy} = \frac{\text{TP} + \text{TN}}{\text{TP} + \text{FP} + \text{FN} + \text{TN}} \qquad (4-8)$$

（3）精确率（Precision）：表示预测结果为正类的样本在所有正类样本中的比例。

$$\text{Precision} = \frac{\text{TP}}{\text{TP} + \text{FP}} \qquad (4-9)$$

（4）召回率（Recall）：实际为正例的样本有多少被预测为正。

$$\text{Recall} = \frac{\text{TP}}{\text{TP} + \text{TN}} \qquad (4-10)$$

（5）F1-score：代表的是精确率和召回率的加权调和平均值，其是两个评价指标的综合评价结果，该值的高低代表模型的优劣，值越高说明模型效果越好。

$$\text{F1-score} = 2 \times \frac{\text{Precision} \times \text{Recall}}{\text{Precision} + \text{Recall}} \qquad (4-11)$$

（6）ROC曲线。接受者操作特性曲线（Receiver Operating Characteristic，ROC）的横轴和纵轴分别为负正类率（1-specificity，FPR）和真正类率（Sensitivity，TPR），用来描述正类的覆盖程度。

从图4-16所示的ROC空间图上可以发现，当结果在左上角时（TPR=1，FPR=0），这时的分类效果最优，所有的样本都被正确分类。当结果在点A时，表示判断结果大部分是正确的；在点B时表示预测结果正负各一半；在点C时表示预测错误个数大于正确个数，模型效果较差。图4-16中不同的阈值表示不同的点，可以使用不同的阈值来评价模型的好坏，当遍历过所有的阈值之后就可以得到ROC曲线。

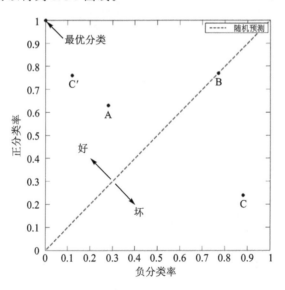

图4-16　ROC空间

（7）AUC（Area Under Curve）：即ROC曲线下的面积，可以用来反映分类器效果的好坏，该值越大代表分类器效果越好。

3. 实验分析

实验中对数据的划分采用了5折交叉验证法，通过5次独立的实验来验证模型的稳健性。所有处理过的数据按1∶4的比例随机划分，其中4份数据用于训练预测模型，剩余数据用于验证模型,实验互斥地进行了 5 次,对每一份数据都进行了训练和测试。为了更全面地了解我们的深度学习诊断模型的性能,在训练过程中对每一个 epoch 的新冠肺炎患者和非新冠数据预测进行了统计分析。其中图 4 - 17 和图 4 - 18 显示了非新冠肺炎样本和新冠肺炎患者每个 epoch 的 5 次交叉验证分类预测的平均结果。

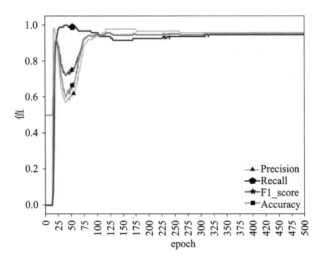

图 4 - 17 非新冠肺炎每个 epoch 的综合预测结果

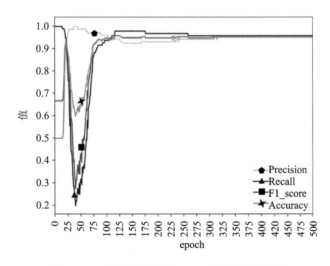

图 4 - 18 新冠肺炎每个 epoch 的综合预测结果

为了更好地理解 5 折交叉验证实验在每一折数据上的整体预测性能,用柱状图显示了每次实验在 500 个 epoch 的平均值和最大值,实验结果如图 4 - 19 所示。其中,实验结果在第一折数据上结果表现最好,在第 5 折数据上预测结果最差。

采用 5 折交叉验证法对数据进行划分,分别进行了 5 次实验,以更全面地验证模型。每次实验的平均值作为实验结果,使用准确率、ROC - AUC、F1 - score、精确率和召回率等评价指标来综合评价模型的预测结果。在每次交叉验证实验中,都跑 500 个 epoch,最终使用 500 个 epoch 的平均值作为模型的最终结果。通过对 5 次实验结果求平均值,最终得到了预测模型

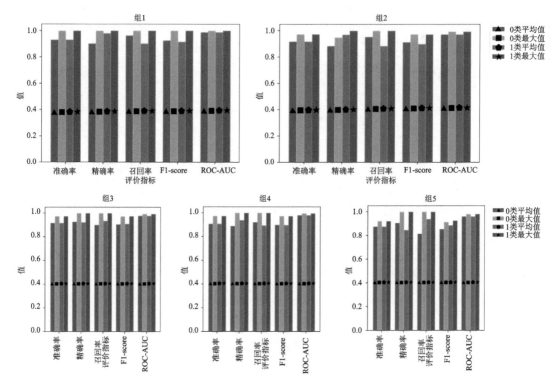

图 4 - 19　在每个交叉验证实验中,非新冠患者和新冠患者的预测平均结果和最优结果
(其中 0 类和 1 类分别代表非新冠患者和新冠患者)

的准确率为 0.911,ROC - AUC 为 0.976,对于新冠肺炎和非新冠肺炎预测的所有结果均高于 0.9。表 4 - 5 给出了每个实验中模型的总体性能。

表 4 - 5　预测模型在每个 epoch 实验上对非新冠肺炎和新冠肺炎患者进行二分类的性能

组/评估指标	准确率	精确率		召回率		F1 - score		ROC - AUC
类别		0	1	0	1	0	1	
组 1	0.933	0.904	0.981	0.964	0.903	0.926	0.916	0.989
组 2	0.919	0.884	0.971	0.954	0.884	0.913	0.900	0.973
组 3	0.918	0.928	0.923	0.902	0.935	0.907	0.911	0.978
组 4	0.909	0.890	0.939	0.922	0.895	0.900	0.898	0.981
组 5	0.877	0.906	0.848	0.815	0.939	0.855	0.887	0.961
平均值	0.911	0.902	0.932	0.911	0.911	0.900	0.902	0.976

4. 结果可视化

为了使深度学习分类模型学到的深层特征更加容易解释,通过使用 CAM 对预测模型所学到的深层特征进行了可视化。对于每个患者的 CT 数据,最后一个卷积层的特征图和对应全连接层的权重被提取出来进行加权求和,用于对卷积神经网络学到的特征进行可视化。最后,选择新冠患者和非新冠样本中的各一组数据来展示最终预测结果的可视化效果。通过

图 4 - 20 可以看出,我们的模型可以准确定位病灶。实验的可视化结果也证明了我们的方法在诊断新冠肺炎方面具有良好的可解释性和可靠性,这也为今后在临床上的诊断应用奠定了基础。

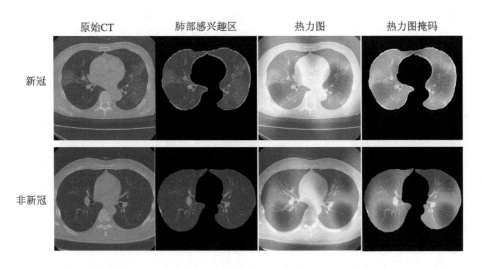

图 4 - 20　在两个样本上的热力图中的可视化结果

4.3.3　实验总结和讨论

RT - PCR 检测是临床检测新冠肺炎感染的金标准,但是基于 RT - PCR 的实验室检测仍有局限性,因此,建立一种替代性的 RT - PCR 检测,对新冠肺炎患者进行快速而准确的筛查至关重要。

胸部 CT 是诊断肺炎和其他肺部相关疾病的重要工具。患者可以快速进行胸部 CT 扫描,并且 CT 扫描结果也可以提供更详细的信息。相关研究表明,几乎所有的新冠患者在胸部 CT 上都与非新冠肺炎患者有明显差异,因此,胸部 CT 可以用于新冠肺炎的检测。深度学习是医学图像处理中一个强大的工具,使用胸部 CT 数据建立新冠肺炎的自动诊断模型可以帮助放射科医生和临床医生做出快速和准确的诊断。许多相关研究都报道了利用深度学习建立新冠肺炎预测模型的结果,Zhang 等开发了一个识别新冠肺炎与普通肺炎(Common Pneumonia,CP)和正常对照的人工智能诊断系统,在内部验证集上获得了 92.49% 的准确率,灵敏度为 94.93%,特异性为 91.13,AUC 为 0.979 7,在三分类实验中获得了 92.49% 的准确率和 0.981 3 的 AUC。Ouyang 等人提出了一种新的三维注意力模型与三维卷积神经网络,用于诊断胸部 CT 的新冠肺炎和社区获得性肺炎(CAP),获得的 AUC 为 0.94,准确率为 87.5%,敏感性为 0.869,特异性为 0.901,F1 - score 为 0.82。Wang 等人使用三维深度神经网络来预测新冠肺炎感染,得到的 AUC 为 0.959,并且得到的准确率为 0.901,对于阳性的预测结果为 0.901,阴性预测结果为 0.840。

相关研究表明,通过输入 CT 体积的 3D 掩膜可以有助于减少背景信息,从而达到更好地对新冠肺炎患者进行分类的效果。在这项研究中,通过使用 3D CNN 建立了一个新冠肺炎检测模型。我们使用预先训练好的 SP - V - Net 三维分割模型对所有的胸部 CT 数据进行分割,得到最终的分割结果(三维肺部掩模);然后将分割结果与原始胸部 CT 数据相乘,得到肺部 VOI;最后,处理后的数据被用来训练和测试 3D CNN 分类模型。由于我们使用的分割模型也是三维模型,得到的分割结果可以直接输入 3D CNN 来建立预测模型,然后用训练好的预测模型来诊断新冠肺炎患者。192 组患者 CT 数据,经过 5 折交叉验证的划分,被用于模型的训练和验证,5 次实验结果的平均值作为最终模型的预测结果,最终得到实验结果准确率为 0.911,ROC - AUC 为 0.976,对于非新冠患者(精确率为 0.902,召回率为 0.911,F1 - score 为 0.900)和新冠患者预测结果为(精确率为 0.932,召回率为 0.911,F1 - score 为 0.902)。实验结果表明,我们的模型在诊断新冠肺炎方面有很好的表现,可以用于辅助临床和放射科医生进行新冠肺炎患者的筛查工作,缩短诊断时间。

我们的研究仍有一些局限性,本研究中的数据来自同一医院,预测模型缺乏跨中心数据的验证,因此,仍然需要收集多中心的数据对模型进行全方位的验证。其次是训练样本数量有限,尽管使用目前的数据训练得到的模型已经具有较好的性能,继续增加数据量可能会进一步提高模型的预测性能。虽然使用 CAM 来可视化模型预测的中间结果可以很好地定位模型预测的病灶区域,并极大地提高诊断模型的可解释性,然而用于区分新冠肺炎的具体特征并不能通过注意图的可视化获得,后续研究仍须进一步分析模型预测的病变区域与临床诊断中常用的临床特征之间的相关性。

未来的研究需要进一步验证该预测模型对新冠肺炎和其他肺炎的分类效果。可将 3D CNN 从 CT 中提取的深度特征与临床诊断特征相结合,以评估新冠肺炎的严重程度,进一步检测新冠肺炎,同时也可以为不同感染程度的患者提供更有针对性的治疗,并将训练的预测模型用于检查新冠肺炎患者在康复过程中的恢复状态。

4.4　基于机器学习的新冠肺炎轻重症诊断方法研究

本章旨在建立机器学习新冠肺炎轻重症预测模型,利用临床和 CT 影像组学特征自动诊断新冠肺炎的严重程度。使用 SP - V - Net 对肺实质进行分割,Radiomics 被用于从肺部感兴趣区域中提取 CT 影像组学特征。使用 3 折交叉验证对数据进行划分,然后再使用上采样、下采样和上采样与下采样相结合的数据采样方式来解决数据不均衡问题;不同的机器学习分类算法结合特征选择算法用于筛选出最优的特征个数,这些特征被用来训练最佳的新冠肺炎轻重症预测模型。最后,采用 8 种不同的机器学习分类算法对数据进行分析。实验结果表明,使用临床特征和 CT 影像组学特征建立的机器学习轻重症预测模型所得到的预测结果均高于两者单独建立的预测模型,并且使用 GBDT 分类器得到准确率为 0.931、AUC 为 0.942、AUCPRC 为 0.694,优于其他分类器。该模型可以有效帮助临床医生尽早地发现新冠肺炎重症患者。

4.4.1　方法描述

1. 图像采集和预处理

影像组学研究的第一步是图像采集,CT、MRI 和 PET 成像是最常用的成像方式,SPECT、超声波和其他成像方式也较为常见。从目标患者群体收集到足够大的图像数据集后,由专业的影像医生从图像上面分割出感兴趣区域(ROI)或感兴趣体积(VOI),当然通过手动分割的方式比较耗时耗力,极其依赖专业医生的经验,并带有很强的主观性。为了提高分割速度,降低医生标注时的主观性,自动分割工具变得越来越流行,这其中包括产业开源和商业分割工具,如 3D Slicer、ITK‐SNAP 和 ImageJ,也可以通过基于深度学习算法结合自己的数据训练特定的分割模型,其中医学上常见的分割模型包括:① U‐Net,可用于对于单张图片上的感兴趣区域(ROI)进行分割;② V‐Net,可被用于对感兴趣位置体积(VOI)的分割。在本研究中通过使用 SP‐V‐Net 网络先分割出肺部感兴趣体积,这部分数据将被用于影像组学特征的提取。

2. 影像组学特征提取

医学图像的定量分析可以为疾病的诊断、预测和检测提供客观工具。影像组学是医学成像的一种定量方法,从医学图像中提取大量特征,并用于检测肉眼看不见的临床相关信息,以发现潜在的病理学。通过将二维图像或三维体积数据输入算法中,并导出组织形状和纹理特征,这样做非常适合人工智能的应用。事实证明,通过影像组学获取的影像特征对放射科医生和其他专家具有很大的吸引力,有助于提高疾病检测和预后的准确性,指导医生进行治疗决策,这在远程医疗时代尤为重要,因为基于影像组学建立的模型可以提供更加客观、真实的数据,提高对患者评估的速度和准确性。

在通过图像分割之后,仍旧需要对数据进行统一处理,减少数据不一致性,最后再提取影像组学特征。图像处理通常包括插值处理、分割结果修改、异常值过滤等,这些处理通常可以使用 Python 开源软件包来实现,例如通过使用 pyRadiomics 可以导出相对应的参数文件,用于下一步的研究。在特征提取过程中,基于预设算法对每个 ROI/VOI 的影像组学特征进行量化。影像组学最常见的特征主要包括基于形状的特征、直方图特征、纹理特征、基于模型的特征、基于变换的特征等,较为常用的特征有一阶直方图和纹理特征,这些特征通常可以在 Python 或 Linux 平台上通过调用函数提取。

在本研究中,首先将阈值分割结果作为肺部分割的先验形状,然后再使用金标准数据,训练 SP‐V‐Net 分割模型;其次,每个病人的肺部轮廓通过 SP‐V‐Net 进行自动分割;然后再由有经验的操作者来确认 CT 图像的分割结果;最后,分割结果的肺部二值图像与原始图像相乘,得到 427 名患者的所有 CT 肺部感兴趣体积(VOI)。使用 Radiomics 从肺部 VOI 中提取 CT 影像组学特征进行机器学习,总共提取到 120 个影像组学特征,所有可能与新冠肺炎分类有关的特征都被提取出来用于训练机器学习轻重症预测模型。8 种机器学习算法被用来建立新冠肺炎轻重症预测模型,并使用 3 折交叉来验证模型的稳健性。

3. 特征选择与降维

由于提取到的影像组学特征并不是每一个都跟特定的疾病有密切的相关性,因此需要进一步地对这些特征进行筛选和降维,删除冗余变量,选择对疾病影响最大的特征来进行分析。特征选择算法可以有效地减少特征数量,去除那些不相关的特征,通过使用特征选择处理之后的特征通常可以提高模型的泛化性能和准确性。为了进一步识别相关特征,可以自己建立特征选择算法用于特征筛选。常见的特征筛选方法包括层次聚类、主成分分析(Principal Component Analysis,PCA)等。一般来说,最常见的特征选择方法在不考虑预测变量或"目标"变量的情况下应尽可能地减少特征的冗余。如果在特征选择过程中确实考虑了有关预测变量的知识,研究人员必须谨慎行事,以避免过度拟合,从而使其失去对未知数据的通用性。

　　在本研究中通过使用随机森林算法进行特征选择,并根据每一个特征的得分高低来依次对所有特征进行排序,选择得分较高的特征进行轻重症预测模型的训练。但是由于随机森林特征选择算法具有一定的随机性,为了降低所选择的特征的偶然性,对所有的特征进行了100次特征选择,并记录每一次特征选择的得分,然后再对100次特征选择结果求均值,最终选择平均得分较高的特征用于模型训练。

4. 模型构建和评估

　　在选择了影像组学特征后,这些特征就可以用于建立预测病灶病理学的预测模型。

　　机器学习常被用于影像组学的预测,近年来,随着高维数据可用性的增加,人工智能相关的研究也得到了迅速增长。机器学习模型训练流程通常是先使用训练数据对模型进行训练,然后再使用测试数据来验证模型的性能,许多集成机器学习分类器,通过多次重复的训练和测试,在不断迭代中得到最佳的模型性能。目前常用的机器学习分类器包括 XGBoost、随机森林、朴素贝叶斯和支持向量机等。虽然对于任何给定的研究问题或数据集,都没有明确的"最佳"分类器,但我们可以通过评估多种机器学习分类器、以及通过结合特征选择方法进一步优化预测精度,以提高模型的整体预测结果。轻重症机器学习预测模型训练流程如图 4 - 21 所示。

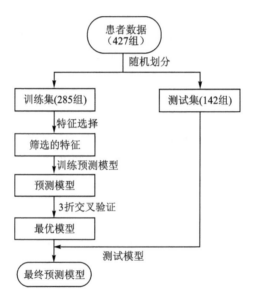

图 4 - 21　轻重症机器学习预测模型训练流程图

　　本研究通过使用 3 折交叉验证法来验证预测模型在训练数据集上的预测性能,其中总数据的 67% 作为模型训练集,剩余的 33% 作为模型测试集。在所有 427 组患者数据中,285 组(258 组轻症患者,27 组重症患者)数据作为轻重症预测模型的训练集,142 组(129 组轻症患者,13 组重症患者)数据作为模型测试集。最后,用训练集数据训练 8 种不同的机器学习算法,并测试预测模型结果的好坏,使用准确率、F1 - score、ROC - AUC 和 AUCPRC 来评价所训练预测模型的整体性能。

　　通过使用影像组学特征来训练得到的模型,可以使用 ROC 曲线和 AUC 评价指标来进行评估。模型性能分析的最后一个关键步骤是独立验证,在这一步中,基于影像组学的模型应用于未接受训练的数据集,包括在其他机构收集的数据集(外部验证)。这对于证明模型的通用性、鲁棒性和更广泛的临床应用潜力至关重要。CT 放射组学特征提取的流程图如图 4-22 所示。

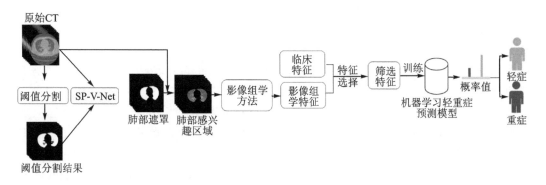

图 4-22　轻重症新冠肺炎分类整体流程图

5. 不均衡数据抽样方法

数据不均衡是目前数据分析的挑战之一,通常会因数据不均衡而导致模型过拟合。为了进一步描述数据不均衡情况,通过使用 P 代表少数类样本,N 代表多数类样本,并定义 P 为

$$P = \{(x,y) \mid y=1\}, \qquad N = \{(x,y) \mid y=0\} \tag{4-12}$$

当 $|N| \gg |P|$ 时代表高度不平衡问题。不平衡比被用来描述数据集不平衡水平,定义为多数样本数量与少数样本数量之比,即

$$\text{Imblanced Ratio(IR)} = \frac{n_{\text{majorty}}}{n_{\text{minority}}} = \frac{|N|}{|P|} \tag{4-13}$$

为了进一步解决数据不均衡因素对实验结果的影响,分别对所有数据进行三种不同的数据采样方法(上采样、下采样、上采样与下采样相结合方法)。

（1）下采样方法

① ClusterCentroids 利用 KMeans 对各类样本聚类,利用质心替换整个簇的样本。

② Random Under-Sampling,该方法的主要思想是在多数类的样本中进行随机选择,并把这些样本剔除掉。

③ NearMiss,该方法的思想是通过从多数类的样本中选择最有代表性的数据作为训练数据,这样做可以缓解随机采样中的信息丢失的问题。

④ TomekLink 表示不同类别之间距离最近的一对样本,所得到两个样本属于不同类别的最近邻样本。

⑤ ENN(Edited Nearest Neighbor),该方法的具体做法是首先遍历多数类的样本,并删除大部分与其本身类别不一样的 K 近邻样本。

⑥ RENN(Repeated Edited Nearest Neighbor)不断重复 ENN 的删除过程,直到无法再删除为止。

⑦ CNN(Condensed Nearest Neighbor)使用近邻的方法进行迭代,以此判断一个样本是否应该保留。

⑧ OSS(One Side Sampling)通过多次 TomekLink 迭代方法来剔除噪声样本。

⑨ AllKNN 通过使用多次 TomekLink 迭代的方法来剔除噪声样本。

（2）过采样方法

① RandOver(Random Over-Sampling)是通过从少数样本中进行随机抽样,然后将随机抽样得到的样本再次添加到少数样本的数据集中去。

② SMOTE(synthetic minority oversampling technique)通过在少数类样本之间使用插值的方法来生成新的样本。

③ BorderSMOTE(Borderline Synthetic Minority Oversampling TechniquE)首先区分出位于边界的少数类样本,针对这些样本进行 KNN 采样。

④ KMeansSMOTE 将 KMeans 聚类和 SMOTE 过采样方法结合。

⑤ SVMSMO 使用 SVM 分类器产生支持向量生成新的少数类样本,再使用 SMOTE 合成样本。

⑥ ADASYN(adaptive synthetic sampling)通过使用自动合成的机制来对少数样本进行合成。

（3）过采样与下采样结合方法

SMOTETomek(SMOTE with tomek links cleaning)方法是上下采样综合应用的结果,通过使用 SMOTE 和 Tomeklinks 相结合的方式对数据进行整体处理。

4.4.2　实验结果与分析

1. 实验数据

本研究使用的胸部 CT 数据由上海市公共卫生临床中心于 2020 年 1 月 20 日至 10 月 6 日收集,这些数据的使用得到了上海市公共卫生临床中心伦理委员会的批准。

本研究使用收集到的 427 组患者数据,包括临床数据和对应的 CT 数据,这些数据中包括 387 组轻症新冠患者数据(平均年龄:(40.26±15.16)岁;年龄范围:22～88 岁,男性 213 人,女性 174 人),以及 40 组重症患者数据(平均年龄:(60.58±14.69)岁;年龄范围:(23～73)岁;男性 28 人,女性 12 人),有 7 例重症患者最终死亡。胸部 CT 的相关扫描参数如下:切片数,49～90 张;矩阵,512×512;像素大小,0.590～1.0 mm;切片厚度,5 mm。轻重症新冠患者 CT 影像特征如图 4-23 所示。

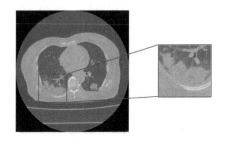
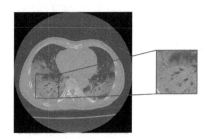

(a) 轻症新冠患者　　　　　　　　　　　(b) 重症新冠患者

图 4-23　轻重症新冠患者 CT 影像特征

在接下来的新冠肺炎轻重症分类任务中,所有受试者被分为轻症患者组和重症患者组并对其进行二分类。轻重症患者的基线特征如表 4-6 所列。

表 4 - 6　轻重症新冠患者的基线特征

特　征	轻　症	重　症	P 值
氧分压/mmHg	14.38±4.46	10.91±5.54	0.084
年龄/岁	40.26±15.16	60.58±14.69	0.263
乳酸脱氢酶/(U·L^{-1})	218.98±68.56	347.85±138.83	0.000
C 反应蛋白/(mg·L^{-1})	15.16±19.57	55.91±54.91	0.000
活化部分凝血酶时间/s	38.45±5.73	41.86±6.91	0.030
表面生长因子受体/(umol·L^{-1})	117.36±24.56	104.16±28.39	0.150
血钠/(mmol·L^{-1})	139.91±2.54	137.12±4.00	0.000
总胆固醇/(mmol·L^{-1})	4.25±0.90	4.19±0.98	0.907
前脑钠素/(ng·ml^{-1})	60.05±103.20	179.28±363.39	0.000
二氧化碳分压/mmHg	5.43±0.62	5.37±0.89	0.000
尿素/(mmol·L^{-1})	4.40±1.39	5.72±3.79	0.000
白细胞/(10^9·L^{-1})	5.48±2.08	5.43±2.15	0.204
D-二聚体/(ng·ml^{-1})	0.54±1.41	2.19±4.52	0.000
淋巴细胞数/(10^9·L^{-1})	1.44±0.57	1.03±0.47	0.174

通过观察临床特征的基本情况，发现部分特征存在缺失值，不同特征的缺失数量和比例如表 4 - 7 所列。为了减少缺失数据对实验结果的影响，通过使用多变量链式插值法(Multivariate Imputation by Chained Equations, MICE)对缺失数据进行插值处理。MICE 是一种多重插值方法，可以通过多次迭代的方式建立多重插值来解决缺失值的不确定性，通过为每个变量指定一个插值模型，按照变量来进行插值。MICE 插值技术具有很好的稳健性，可以更好地解决数据不确定性的问题，因此被选来处理缺失值。

表 4 - 7　数据集中的特征缺失情况

特　征	缺失数	缺失率/%
C 反应蛋白	122 mg·L^{-1}	28.18
前脑钠素	100 ng·L^{-1}	23.09
降钙素原	25 ng·ml^{-1}	5.77
总胆固醇	15 mmol·L^{-1}	3.46
氧分压	15 mmHg	3.46
二氧化碳分压	15 mmHg	3.46
表皮生长因子受体	6 umol·L^{-1}	1.39
尿素	5 mmol·L^{-1}	1.15
乳酸脱氢酶	5 U·L^{-1}	1.15
血钠	4 mmol·L^{-1}	0.92
活化部分凝血酶时间	3 s	0.69

特　征	缺失数	缺失率/%
D-二聚体	3 ng • ml^{-1}	0.69
白细胞	1 10^9 • L^{-1}	0.23
T 淋巴细胞	1 10^9 • L^{-1}	0.23

2. 评价标准

由于训练机器学习轻重症预测模型所用到的数据集不平衡,除了使用 Accuracy、F1 - score 和 ROC - AUC 等模型评价指标外,也引入 G - Mean、MCC 和 P - R 曲线来综合评价模型的整体性能。

(1) G - Mean:

$$G - Mean = \sqrt{Recall \cdot Precision} \tag{4-14}$$

式中,Recall 为召回率,Precision 为精确率。

(2) MCC:

$$MCC = \frac{TP \times TN - FP \times FN}{\sqrt{(TP + FP)(TP + FN)(TN + FP)(TN + FN)}} \tag{4-15}$$

(3) Precision - Recall 曲线(P - R 曲线):用来评估模型性能的指标,常用于数据不均衡模型性能的评估。其评价模型性能优劣的标准如下:

① 当训练模型的 P - R 曲线存在一个包住另外一个的情况时,这时前面模型的泛化性能更好,如图 4 - 24 所示,模型 B 性能优于模型 C 的性能。

② 当两个模型的 P - R 曲线存在交叉的情况时,可以通过使用平衡点来综合评价模型的好坏,从图 4 - 24 可以看出模型 A 和模型 B 的 P - R 曲线相交,并且模型 A 的平衡点比模型 B 的值更大,由此可以得出模型 A 的整体性能优于模型 B。

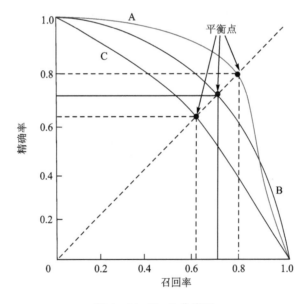

图 4 - 24　P - R 曲线图

3. 特征选择结果

为了进一步验证不同类型的特征对机器学习预测结果的影响,分别对临床表格特征、图像提取特征以及临床特征和 CT 提取的混合特征,使用随机森林算法进行了 100 次特征排序,并计算 100 次排序结果的均值,以此作为最终的特征重要性排序结果。根据特征排序结果进一步筛选出不同机器学习算法得到最优结果的特征个数。不同机器学习模型的最优特征组合数如图 4 – 25 所示。

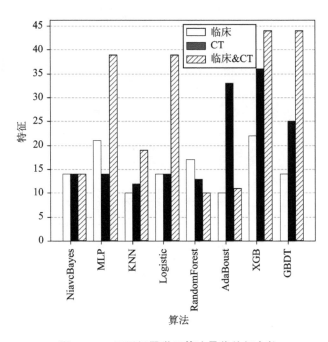

图 4 – 25　不同机器学习算法最优特征个数

根据随机森林算法的得分从高到低对特征选择的顺序进行排序。临床特征和 CT 提取特征的重要性得分如图 4 – 26 所示。

4. 诊断模型优化

为了得到更好的预测结果,用 gridSearchCV 来优化每个机器学习模型的参数。最佳的模型参数如表 4 – 8 所列。

表 4 – 8　各个算法最优参数

算　法	模型参数	值
K 近邻算法	n_neighbors	11
	p	1
逻辑回归	penalty	L2
	C	1
	class_weight	平衡

算　法	模型参数	值
随机森林	class_weight	平衡
	criterion	熵
	max_depth	14
	min_samples_leaf	1
	n_estimators	65
XGB Boost	learning_rate	1
	n_estimators	64
	max_depth	2
	subsample	0.8
	reg_alpha	0.1
	reg_lambda	1
梯度提升决策树	boosting_type	GBDT
	colsample_bytree	0.6
	learning_rate	1
	n_estimators	32
	num_leaves	50
	objective	二分类
	reg_alpha	0.1
	reg_lambda	10
	subsample	0.8
多层感知器	hidden_layer_sizes	3
	activation	恒等函数
	solver	牛顿法
	learning_rate	连续的
	random_state	2008

经过参数优化和最佳特征筛选,并通过使用 8 种机器学习算法来训练新冠肺炎轻重预测模型。由于实验数据有所不均衡,最终选用 PRAUC 值来验证模型的好坏。每一种机器学习算法都经过了 10 次 3 折交叉验证实验的测试,并将 10 次实验的平均结果用于评价最终模型的整体性能。

通过实验结果对比,可以看出不同机器学习算法通过使用临床特征和 CT 影像组学特征的混合特征得到预测结果均高于单独使用临床特征或 CT 影像组学特征得到的结果。这也进一步证明了通过使用临床特征和 CT 影像组学特征组合的方式建立的机器学习分类模型结果更加准确。为了进一步验证数据不均衡对实验结果的影响,在接下来的实验中,将选择临床特征和影像组学的组合特征进行后面的数据采样实验。使用不同类型特征建立的机器学习轻重症预测模型 AUCPRC 结果如图 4 - 27 所示。

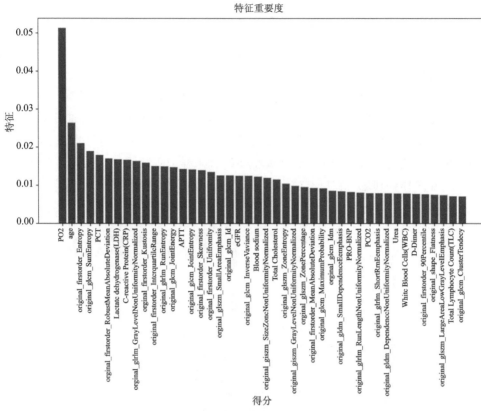

图 4 - 26 特征重要性排序结果

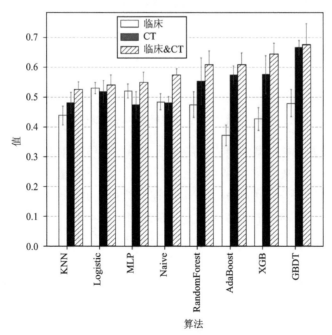

图 4 - 27 使用不同类型特征得到的 AUCPRC 预测结果

5. 诊断性能评价

在接下来的数据采样实验中,3 折交叉验证被用于数据划分,然后再对划分后的数据结合不同的采样方式进行采样实验。其中在使用数据下采样时又分别按照对多数数据进行 0.2、0.4、0.6、0.8 的采样,使用过采样方式时对少数数据按照多数数据的 0.1、0.2、0.4、0.6、0.8 进行采样。所有的采样方法均在训练数据上进行,在测试数据上不做任何处理。

每一种机器学习算法都经过了 10 次 3 折交叉验证实验的测试,并且将这 10 次实验结果的平均值作为最终模型好坏的评价指标。未进行数据采样处理的预测结果如图 4-28 所示,数据采样之后的最优结果如图 4-29 所示,对比两图可以发现,在对数据进行采样之后,模型结果仍旧会有一定的提升。其中随机森林模型在结合采样数据之后 PRAUC 值提升最大,为 3.7%,GBDT 在采样处理之后在所有的模型中得到最优 PRAUC(0.697)。

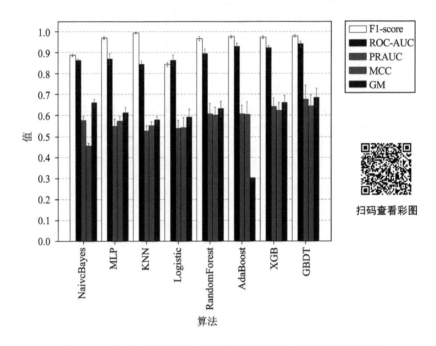

扫码查看彩图

图 4-28　将未采样数据作为训练样本训练得到的最佳预测结果

为了进一步验证每一种机器学习算法在不同采样方式和采样比例下的最终结果,将所有采样之后的结果进行了整理,最终实验结果如表 4-9 所列。通过分析表 4-9 中的实验结果可以发现,不同的模型结合不同的采样方式和采样比例得到的最终结果都有所不同。通过使用数据采样处理后的数据,8 种机器学习模型的预测结果都得到了进一步改善。其中,随机森林结合 SVMSMOTE 采样数据获得了最大的 AUCPRC 值提升,为 2.7%。GBDT 在使用 SVMSMOTE 采样后,在 8 种机器学习预测模型中得到了最大的 AUCPRC 值(0.697)。GBDT 使用 RandOver 抽样方法,使最终的综合表现在 8 种不同的机器学习算法中达到最优:准确率为 0.931,ROC-AUC 为 0.942,AUCPRC 为 0.694。

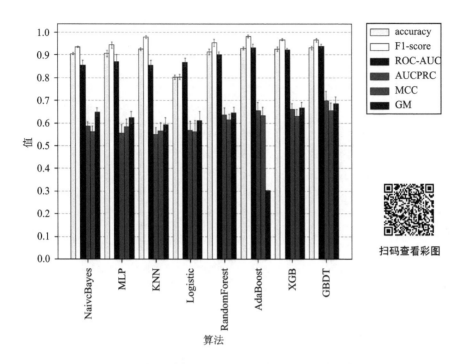

图 4 - 29　将采样后的数据作为训练样本训练得到的最佳预测结果

表 4 - 9　每个机器学习模型与不同的数据抽样方法处理数据组合的最佳预测结果

模　型	分　类	方　法	比　例	准确率	F1 - score	AUC	PRC	马修斯相关系数	几何均值
朴素贝叶斯	ORG	—	—	0.861	0.887	0.864	0.575	0.454	0.659
	Undersampling	NearMiss	20	0.905	0.936	0.855	0.588	0.563	0.649
		RandUnder	80	0.864	0.889	0.865	0.577	0.452	0.663
		ClusterCentroids	80	0.877	0.905	0.863	0.580	0.469	0.661
	Oversampling	BorderSMOTE1	100	0.835	0.852	0.867	0.579	0.431	0.662
		BorderSMOTE2	40	0.838	0.858	0.865	0.579	0.437	0.660
多层感知器	ORG	—	—	0.920	0.968	0.869	0.549	0.572	0.614
	Undersampling	RandUnder	80	0.915	0.959	0.868	0.552	0.575	0.615
		ClusterCentroids	80	0.916	0.965	0.869	0.554	0.567	0.614
		ENN	—	0.907	0.944	0.870	0.555	0.584	0.625
		OSS	—	0.917	0.962	0.870	0.554	0.569	0.61

模　型	分　类	方　法	比　例	准确率	F1 - score	AUC	PRC	马修斯相关系数	几何均值
KNN	ORG			0.928	0.993	0.843	0.525	0.551	
	Undersampling	RandUnder	40	0.926	0.978	0.864	0.549	0.559	
		ClusterCentroids	80	0.927	0.991	0.849	0.526	0.542	
		ENN	—	0.929	0.982	0.853	0.541	0.554	
		RENN	—	0.923	0.969	0.854	0.537	0.552	
		AllKNN	—	0.926	0.978	0.855	0.548	0.565	
		OSS	—	0.930	0.991	0.844	0.532	0.557	
LR	ORG	—	—	0.836	0.844	0.864	0.539	0.542	
	Undersampling	ENN	—	0.820	0.823	0.866	0.544	0.559	
		RENN	—	0.803	0.804	0.868	0.568	0.562	
		AllKNN	—	0.818	0.818	0.868	0.553	0.563	
	Oversampling	KMeansSMOTE	100	0.890	0.920	0.864	0.558	0.567	
		SVMSMOTE	40	0.857	0.872	0.863	0.556	0.563	
RF	ORG	—	—	0.919	0.965	0.893	0.609	0.601	0.631
	Undersampling	ClusterCentroids	60	0.921	0.965	0.906	0.629	0.598	0.635
		ENN	—	0.910	0.948	0.886	0.617	0.605	0.639
		AllKNN	—	0.908	0.940	0.896	0.613	0.607	0.640
		CNN	—	0.908	0.937	0.888	0.634	0.629	0.659
		OSS	—	0.922	0.966	0.903	0.629	0.614	0.647
	Oversampling	RandOver	20	0.917	0.956	0.901	0.629	0.611	0.646
		SMOTE	60	0.890	0.911	0.906	0.632	0.605	0.641
		KMeansSMOTE	20	0.921	0.962	0.896	0.620	0.598	0.636
		SVMSMOTE	20	0.914	0.954	0.900	0.636	0.613	0.645
		ADASYN	20	0.908	0.940	0.898	0.612	0.611	0.645
	Over+Undersampling	SMOTETomek	60	0.891	0.916	0.900	0.632	0.619	0.657
AdaBoost	ORG	—	—	0.925	0.975	0.928	0.609	0.605	0.303
	Undersampling	RandUnder	80	0.924	0.973	0.929	0.623	0.610	0.303
		ClusterCentroids	80	0.918	0.968	0.926	0.611	0.604	0.303
		TomekLinks	—	0.928	0.981	0.931	0.654	0.633	0.303
	Oversampling	RandOver	40	0.922	0.956	0.928	0.620	0.607	0.303
		SMOTE	40	0.911	0.942	0.917	0.616	0.617	0.303
		SVMSMOTE	40	0.917	0.951	0.916	0.623	0.601	0.303
	Over+Undersampling	SMOTETomek	20	0.920	0.964	0.922	0.620	0.601	0.303

模 型	分 类	方 法	比 例	准确率	F1 - score	AUC	PRC	马修斯 相关系数	几何 均值
	ORG	—	—	0.927	0.972	0.921	0.643	0.623	0.661
XGB	Undersampling	ClusterCentroids	80	0.926	0.967	0.922	0.661	0.629	0.667
	Oversampling	SVMSMOTE	20	0.924	0.967	0.917	0.655	0.632	0.667
	ORG	—	—	0.930	0.978	0.940	0.676	0.644	0.684
	Undersampling	ClusterCentroids	80	0.931	0.975	0.939	0.680	0.637	0.674
GBDT		OSS	—	0.932	0.974	0.938	0.679	0.635	0.672
		RandOver	40	0.931	0.970	0.942	0.694	0.660	0.696
	Oversampling	KMeansSMOTE	40	0.932	0.971	0.940	0.680	0.640	0.677
		SVMSMOTE	40	0.931	0.965	0.940	0.697	0.654	0.686

4.4.3　实验总结和讨论

在本研究中,通过使用临床数据和提取胸部 CT 影像特征来建立 8 种不同的预测患者轻症的机器学习模型,具有良好的准确性。这项技术可以很好地用于新冠肺炎患者的预后决策,可以更好地改善患者的资源分配。除此之外,本研究分别对临床数据、CT 影像组学特征及同时使用临床数据和 CT 影像组学特征进行了实验。通过分析实验结果证明了通过使用胸部 CT 影像组学特征和临床特征结合的方式可以进一步提升新冠肺炎轻重患者模型的预测结果。

通过进一步对 CT 影像组学特征和临床特征的混合特征进行特征排序和筛选,我们发现 PO2、年龄、PCT、LDH、CRP 是对新冠肺炎患者最具有严重程度预后观测的重要的 5 个临床风险因素,这一结果也跟之前的相关研究一致。相关研究表明,年龄较大、PCT、LDH 和 CRP 升高都是判定新冠肺炎严重程度的重要相关因素。

更加值得注意的是,从胸部 CT 上提取的影像组学特征对新冠肺炎患者轻重症诊断具有重要意义。通过使用临床特征和胸部 CT 影像组学特征相结合的方式建立的机器学习轻重症预测模型对诊断新冠肺炎的严重程度具有较好的表现。新冠肺炎患者具有特殊的胸部 CT 图像特征,包括磨玻璃状不透明(GGO)、多灶性斑块巩固或周边分布的间质性改变,病灶体积、毛玻璃体积和其他体积的增大也对模型预测新冠肺炎严重程度提供了可能性。

这项研究证明基于胸部 CT 提取的特征和临床特征所建立的新冠肺炎轻重症预测模型可以有效地对新冠肺炎患者的严重程度进行区分,能够为早期识别新冠肺炎轻重症患者提供参考意见。并且基于胸部 CT 影像组学特征和临床特征所建立的预测模型其预测性能均高于单独使用两种不同类型数据所建立的预测模型。该结果可以帮助临床医生更加有效地评估新冠肺炎患者的严重程度,并对患者进行分级治疗,以降低潜在的死亡率,减轻医疗负担。

4.5　本章小结

4.5.1　总　结

快速识别新冠患者对阻断其传播途径以及对确诊患者能够得到尽早的介入治疗都起着至关重要的作用。感染人数的增加会使医疗系统不堪重负,传统意义的人工诊断也会进一步增加医生的负担,同时诊断效率较低。而随着计算机技术的发展,越来越多的人工智能技术也被广泛应用于医疗诊断领域,如何通过使用人工智能技术诊断新冠肺炎成为目前研究的热点。通过借助深度学习技术建立新冠肺炎诊断模型可以对新冠患者进行快速准确的筛选,并且对确诊患者提供尽早的治疗,这将进一步提高新冠肺炎患者的存活率。本研究的主要贡献如下:

(1) 通过使用 CT 影像数据结合深度学习建立一套端到端的深度学习新冠诊断模型。该方法通过使用 SP‐V‐Net 对 CT 图像上的肺部轮廓进行分割,获得肺部的三维掩模,以减少背景信息,从而达到更好地对新冠肺炎患者进行分类的效果,然后再将分割结果输入深度学习分类网络(3D CNN),实现了对正常人和新冠患者的分类,中间过程不需要人工参与。

(2) 通过使用 CAM 技术,可以对病变区域进行合理定位,为临床应用提供更好的解释。从上海市公共卫生临床中心收集的数据集上验证和评估了预训练的模型,实验结果表明,我们的方法可以很好地识别新冠肺炎患者,并对病变区域进行定位,准确率为 0.911,ROC‐AUC 为 0.976;对于非新冠肺炎患者:准确率为 0.902,召回率为 0.911,F1‐score 为 0.900);对于新冠肺炎患者:准确率为 0.932,召回率为 0.911,F1‐score 为 0.902)。

(3) 在新冠肺炎分类的基础上进一步对确诊患者的严重程度进行分级,通过使用 Radiomics 技术提取 CT 影像上的肺部感兴趣体积的特征,然后再结合临床表格数据进行特征选择,之后直接建立基于机器学习的新冠肺炎轻重症预测模型,最终通过使用 GBDT 分类器得到最优结果,其中模型预测准确率为 0.931,ROC‐AUC 为 0.942,AUCPRC 为 0.694。利用人工智能算法建立的新冠肺炎预测模型表现出优越的性能和良好的应用前景,可以弥补人工诊断的不足,辅助临床和放射科医生快速诊断。

4.5.2　展　望

本文通过使用人工智能技术建立了基于三维卷积神经网络的新冠肺炎辅助诊断模型和基于机器学习的新冠肺炎轻重症诊断模型,从而达到辅助医生进行快速准确诊断的目的。但是在研究过程中依旧有一些值得进一步研究探讨的问题。

(1) 深度学习往往需要依赖大量的数据进行模型训练,同一医院搜集的患者数据一般较少,但是不同医院采集的数据之间差异较大,即使是同一医院不同设备之间采集的数据也仍旧存在差异,而且往往使用同一医院建立的模型在另外的数据上应用效果较差,如何解决不同医院数据差异问题,建立鲁棒性更强的模型值得进一步研究。

(2) 在分割任务中,所建立的模型仅仅只是对肺部进行分割,对其他身体组织,包括心脏、肾脏、肝脏等组织器官的分割仍旧值得进一步研究,也可以进一步探讨新冠对这些组织的影响情况。

(3) 在新冠肺炎研究中,重症患者更容易引起全身并发症,因此新冠肺炎对人体其他组织器官的影响也值得进一步的研究,发掘其中用于检测新冠肺炎的潜在因素。

参考文献

［1］高汉松，肖凌，许德玮，等．基于云计算的医疗大数据挖掘平台［J］．医学信息学杂志，2013，34(05)：7-12.

［2］PETRELLA J R，COLEMAN R E，DORAISWAMY P M. Neuroimaging and Early Diagnosis of Alzheimer Disease：A Look to the Future［J］．Radiology，2003，226：315-336.

［3］TOTH L，HOFFMANN I，GOSZTOLYA G，et al. A Speech Recognition-based Solution for the Automatic Detection of Mild Cognitive Impairment from Spontaneous Speech，Curr. Alzheimer Res［J］．2018，15：130-138.

［4］COLE S，ROY C，LUCA D，et al. Dynamical Learning and Tracking of Tremor and Dyskinesia From Wearable Sensors［J］．IEEE Transactions On Neural Systems And Rehabilitation Engineering，2014，22：982-991.

［5］许晶晶，张敏鸣．人工智能机器学习方法在阿尔茨海默病中的应用现状［J］．诊断学理论与实践，2018，17(04)：466-470.

［6］崔书华．阿尔茨海默病在脑皮层厚度中的集成分类方法研究［D］．山东：山东师范大学，2018.

［7］南怀良．基于FDG-PET的个体网络构建方法及其在阿尔茨海默症诊断中的特性研究［D］．兰州：兰州大学，2017.

［8］BURKEW J，MILLER J P，RUBIN E H，et al. Reliability of the Washington University Clinical Dementia Rating［J］．Archives of Neurology，1988，45(1)：31-32.

［9］KONONEN K O. Estimating Attributes：Analysis and Extensions of Relief［J］．Proc. Seventh European Conf. Machine Learning，1994，171-182.

［10］CHEN R H，HERSKOVITES E. Machine-learning Techniques for Building a Diagnostic Model for Very Mild Dementia［J］．Machine-learning 2011；52(1)：234-244.

［11］BANSAL D，CHHIKARA R，KHANNA K，et al. Comparative Analysis of Various Machine Learning Algorithms for Detecting Dementia［J］．Procedia Comput Sci，2018，132：1497-1502.

［12］LIU X，CHEN K，WU T，et al. Use of Multimodality Imaging and Artificial Intelligence for Diagnosis and Prognosis of Early Stages of Alzheimer's Disease［J］．Transl Res，2018，194：56-67.

［13］ZHANG Y，CHAN H，SAHINER B，et al. A comparative Study of Limited-angle Cone-beam Reconstruction Methods for Breast Tomosynthesis［J］．Med. Phys，2006，33(10)：3781-3795.

［14］ANDREW R B. Intorduction to Biomedicla Imaing［M］．IEEE Press Series on Biomedical Engineering，2002.

[15] NISHIKAWA R M. The Fundamentals of MTF，Wiener spectra，and DQE[EB/OL].
　　　(2011-09-28). http://www. aapm. org/meetings/99AM/pdf/2798-87374. pdf.

[16] DOBBINS J T. Image Quality Metrics for Digital Systems. In Handbook of medical
　　　imaging，Volume1. Physics and Psychophysics，ed. J. Beutel，H. L. Kundel，and R.
　　　L. Van Metter，2000，161-222. SPIE.

[17] SAMEI E，RANGER N T ，DOBBINS J T，et al. Intercomparison of Methods for Im-
　　　age Quality Characterization[J]. Med. Phys，2006，33(5)：1454-1465.

[18] DOBBINS J T，SAMEI E，RANGER N T，et al. Intercomparison of Methods for Im-
　　　age Quality Characterization[J]. Med Phys，2006，33(5)：1466-1475.

[19] CHEN Y，LO J Y ，RANGER N T，et al. Methodology of NEQ(f) Analysis for Opti-
　　　mization and Comparison of Digital Breast 112 Tomosynthesis Acquisition Techniques
　　　and Reconstruction Algorithms[J]. Proc SPIE，2007，6510：65101-I.

[20] 王志明.无参考图像质量评价综述[J]. 自动化学报，2015，41(6)：1062-1079.

[21] GUIMARÃESL T G. SCHIABEL H，STEMBERG D R M. Computer Simulation in
　　　Evaluating the Attenuation Coefficients Influence on Mammography Images Contrast[J].
　　　World Congress on Medical Physics and Biomedical Engineering，2009，25(2)：7-12.

[22] ZHANG Y，CHAN H P. Sahiner B：A Comparative Study of Limited-angle Cone-beam
　　　Reconstruction Methods for Breast Tomosynthesis[J]. Medical Physics，2006，33
　　　(10)：3781-3795.

[23] ZHOU W，LU J，ZHOU O. Ray-tracing-based Reconstruction Algorithms for Digital
　　　Breast Tomosyn-thesis[J]. Journal of Electronic Imaging，2015，24(2)：23-28.

[24] Webb A，Kagadis G C. Introduction to Biomedical Imaging[J]. Medical Physics，
　　　2003，30(8)：2267-2267.

[25] BAEK J，PELC N J. The Noise Power Spectrum in CT with Direct Fan Beam Recon-
　　　struction[J]. Medical Physicss，2010，37(5)：2074-2081.

[26] 罗希平，田捷. 图像分割方法综述[J]. 模式识别与人工智能，1999，012(003)：300-312.

[27] TIAN X，WANG L，DING Q. Review of Image Segmentation Based on Deep Learning
　　　[J]. J. Softw，2019，30(2)：440-468.

[28] 宫进昌，赵尚义，王远军. 基于深度学习的医学图像分割研究进展[J]. 中国医学物理学
　　　杂志，2019，36(04)：54-58.

[29] JIANG F，GRIGOREV A，RHO S，et al. Medical Image Semantic Segmentation
　　　Based on Deep Learning[J]. Neural Comput&Applic，2018，29(5)：1257-1265.

[30] 邢国泉. 医学图像的量、特点及分类[J]. 实用医学影像杂志，2003，4(4)：208-208.

[31] 蒋宏达，叶西宁. 一种改进的 I-Unet 网络的皮肤病图像分割算法[J]. 现代电子技术，
　　　2019，042(012)：52-56.

[32] 凌彤，杨琬琪，杨明. 利用多模态 U 形网络的 CT 图像前列腺分割[J]. 智能系统学报，

2018，13(006):981-988.

[33] DEY R，HONG Y. CompNet：Complementary Segmentation Network for Brain MRI Extraction[C]//International Conference on Medical Image Computing and Computer-Assisted Intervention-MICCAI 2018，Springer，2018,628-636.

[34] ZHAO X，WU Y，SONG G，et al. A Deep Learning Model Integrating FCNNs and CRFs for Brain Tumor Segmentation[J]. Medical Image Analysis，2018，43:98-111.

[35] LONG J,SHELHAMER E，DARRELLT. Fully Convolutional Networks for Semantic Segmentation[J]. IEEE Transactions on Pattern Analysis and Machine Intelligence，2015，39(4):640-651.

[36] ZHANG Y，CHUNG A C S. Deep Supervision with Additional Labels for Retinal Vessel Segmentation Task[C]//International conference on medical image computing and computer-assisted intervention，Springer，Cham，2018:83-91.

[37] JEBASEELI T J，DURAI C，PETER J D. Segmentation of Retinal Blood Vessels from Ophthalmologic Diabetic Retinopathy Images[J]. Computers&Electrical Engineering，2019，73:245-258.

[38] FAUW J D，LEDSAM J R，ROMERA-PAREDES B，et al. Clinically Applicable Deep Learning for Diagnosis and Referral in Retinal Disease[J]. Nature medicine，2018，24(9):1342-1350.

[39] ROTH H R，SHEN C，ODA H，et al. Deep learn and its application to medical image segmentation[J]. Medical Imaging Technology，2018，36(2)：63-71.

[40] TAHA A，LO P，LI J，et al. Kid-net：Convolution Networks for Kidney Vessels Segmentation from CT-volumes[C]//International Conference on Medical Image Computing and Computer-Assisted Intervention. Springer，Cham，2018：463-471.

[41] 杨宇，孙正. 血管内超声图像序列分割的研究进展[J]. 北京生物医学工程，2009，28(004):440-444.

[42] 李俊红，韦智晓，张筱楠，等. 甲状腺相关性眼病眼外肌厚度与眼球突出度的相关性研究[J]. 中国医学工程，2015，23(10):76-80.

[43] 蒋承志，李新辉，赵敏，等. ～(99m)Tc-DTPA 眼眶 SPECT/CT 对甲状腺相关性眼病泪腺炎症的评估价值[J]. 中南大学学报(医学版)，2019，44(03):104-110.

[44] KLEIN J L，GARCIA E V，DEPUEY E G，et al. Reversibility Bull's-eye：A New Polar Bull's-eye Map to Quantify Reversibility of Stress-induced Spect Thallium-201 Myocardial Perfusion Defects[J]. J Nucl Med，1990，31(7)：1240-1246.

[45] SLOMKA P J，NISHINA H，BERMAN D S，et al. Automatic Quantification of Myocardial Perfusion Stress-rest Change：A New Measure of Ischemia[J]. Journal of Nuclear Medicine，2004，45(2)：183-191.